MÉMOIRE

SUR

LES MALADIES ÉPIDÉMIQUES

CONTAGIEUSES.

A

LA FRANCE, MA PATRIE,

A L'UNIVERS.

MÉMOIRE

SUR

LES MALADIES ÉPIDÉMIQUES

CONTAGIEUSES,

Par J. F. COURHAUT,

Ancien Chirurgien auxiliaire de la Marine royale,
faisant fonctions de Chirurgien-Major de vaisseau,
de Chef d'ambulance maritime, et ancien Chirurgien
en chef de l'Hospice civil de Marcigny-sur-Loire,
Auteur du Traité de l'Ergot.

Nature, souscrivant à tes décrets,
Ton fils, ton élève, dit tes secrets!

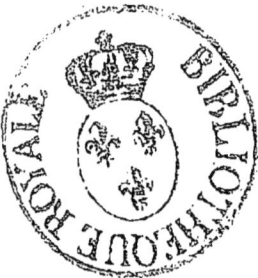

A CHALON S. S.,

DEJUSSIEU, IMPRIMEUR DU ROI.

Août 1827.

INTRODUCTION.

En 1822, je m'absentai de Marcigny, pour régler quelques affaires que j'avais à Chalon. Je lus sur la Gazette de France, l'extrait d'autre part; sans autre document ni ouvrage que le souvenir de mes observations, ces questions m'inspirèrent le désir de les résoudre. Leur développement épineux, leur solution, me parurent d'une exécution hors des facultés humaines; je vis qu'elles nécessitaient la connaissance de l'universalité des sciences, des arts et des métiers; les calamités qui les ont fait naître, dépendent de tant de causes, offrent tant de variétés;

1.º Par rapport aux émanations préjudiciables;

2.º A la localité;

3.º A la température;

4.º A l'espèce d'individus qu'elles atteignent;

5.º A la multitude;

6.º Aux tempéramens;

7.º Aux affections, aux habitudes, à la civilisation, au genre de vie, à l'âge, au sexe; et enfin, par des diversités si multipliées, qu'elles fixèrent d'autant plus mon attention.

J'étais loin de penser que le fruit de mon oisiveté puisse être digne d'être soumis à une Aca-

démie, et cela sous deux rapports : le premier,
que je n'avais aucune citation à faire que mes
propres observations ; le deuxième, que je ba-
sais ma théorie sur une doctrine qui n'est que la
mienne. Ces motifs me la firent mettre de côté.

· Mais je viens de lire sur la feuille du 4
juin 1817, N.º 156 du Courrier Français : Question politico-médicale.

· Cette question est neuve pour la science médicale ; je puis assurer mes lecteurs que dans
cette partie ni d'autre, je n'ai jamais fait usage
de cette drogue. J'en connais deux espèces : leurs
principes constituans sont antagonistes, et leurs
vertus opposées ; l'une spécifique, calmante,
énergique, stimulante, imprime sur l'espèce humaine une sensation flatteuse et agréable ; l'autre porte avec elle, un principe délétère, plus
calamiteux que les épidémies contagieuses dont
je vais m'occuper. Je ne sais de laquelle trai-
tent MM. Pariset et Coutanceau ; mais, puisque
chacun fait du neuf, je puis donc mettre au jour
mes observations, quoique basées sur des principes différens de ceux qui, jusqu'à ce jour ont
étayé la science médicale. Elles seront peut-être
comprises par des francs ; les politiques même,
pourront me savoir gré de mes loisirs, mais les
critiques ne me feront pas grâce : ils auront
raison ; c'est du choc des opinions que naît la
vérité.

Je publie ce Mémoire à 500 exemplaires, autant pour signaler une observation que j'ai faite sur la description du seigle, dans la crainte d'avoir commis une erreur dans mon traité de l'Ergot, que pour rendre utiles mes Observations, dans une circonstance où la France et l'Académie sont occupées de ce sujet. Je croirais manquer à mes devoirs envers l'humanité, en les laissant dans l'oubli: heureux si, par elles, je puis contribuer à la salubrité des peuples.

QUESTION

Proposée par la Société royale de Médecine de Marseille, dans sa séance du 8 décembre 1821, extraite de la Gazette de France du 19 décembre 1821.

« *La Société royale de médecine de Marseille,*
» *considérant que de sages institutions pour la*
» *sûreté et la conservation de la société des peu-*
» *ples, doivent être basées sur l'ensemble des*
» *connaissances cosmologiques ; que cette bran-*
» *che de l'hygiène publique d'un si haut intérêt*
» *pour les nations, peut être mieux étudiée sous*
» *le rapport des causes, des influences et des*
» *phénomènes qui se succèdent sur les diverses*

Nota. L'observation sur le Seigle est à la fin du mémoire.

» parties du globe, et sous celui de leurs effets
» sur l'homme dans ses relations avec les diffé-
» rens climats; et dans celles qui résultent des
» grandes réunions dans les habitations connues,

» Propose pour sujet d'un prix consistant en
» une médaille d'or, qui sera distribué dans
» la séance publique de 1822, les questions sui-
» vantes:

» 1.º Déterminer des unes mé-contagieuses-
» exotiques qui peuvent être importées sur le sol
» français, et s'y propager successivement;

» 2.º Présenter d'une manière distincte, les
» moyens de préservation capables de s'opposer
» à leur importation et leur propagation dans
» le royaume;

» 3.º Préciser les mesures les plus efficaces et
» les plus promptes pour rompre le cours des
» ravages de ces fléaux destructeurs, et de les
» annihiler dans une population où l'applica-
» tion mal-éclairée des lois sanitaires, ou leur
» violation leur aurait donné accès;

» 4.º Indiquer quelles sont les classes de la
» société les plus éminemment aptes à concourir
» à la formation des administrations sanitaires;
» et quelles sont les connaissances qui peuvent
» justifier la confiance illimitée et l'étendue du
» pouvoir dont sont investies les personnes ap-
» pelées à la direction des lazarets.

» Les mémoires écrits lisiblement, soit en la-

» tin, soit en français, seront adressés à mon-
» sieur Guiaud fils, secrétaire-général de la So-
» ciété de medecine, rue du Tapis-vert, N°. 35;
» ils devront être remis avant le premier juil-
» let 1822 ».

AUTRE EXTRAIT de la Gazette de France, du 20
décembre 1821, art. Paris.

« Avant leur départ de Barcelone, MM. Pa-
» riset, Bailly, François et Audouard ont ré-
» pondu à diverses questions posées par notre
» Chef politique; ils déclarent que la nature du
» mal est la fièvre jaune; que la maladie est
» exotique et contagieuse. Le mal est une es-
» pèce de venin qui attaque dès le principe les
» organes intérieurs de la vie de l'homme, tels
» que les poumons, le cœur, l'estomac et les in-
» testins, qui s'irritent, s'enflamment, se gan-
» grènent et se paralysent. Les reins sont éga-
» lement attaqués, et font éprouver des douleurs
» aiguës. On a découvert par l'ouverture des
» cadavres, qu'il se forme un dépôt d'une huile
» gluante dans cette partie du corps; et le sang
» se décompose, se dissout et s'évapore exté-
» rieurement par les transpirations: le meilleur
» remède connu est le mélambo pris comme le
» quinquina ».

MÉMOIRE

SUR

LES MALADIES ÉPIDÉMIQUES
CONTAGIEUSES.

Réponse à la première Question.

Dans le nombre des causes nuisibles à l'organisation animale, je reconnais deux principes :
l'un né, qui est préparé par les combinaisons
externes ; l'autre inné, qui se forme des substances animales même.

De ces principes naissent les causes des maladies de toutes espèces, et conséquemment celles
épidémiques et contagieuses.

Pour parvenir à connaître ces dernières, il est
nécessaire de chercher dans les élémens le produit de leurs combinaisons. La chimie et la physique nous ont démontré des gaz ; elles nous ont
aussi démontré que la réunion d'un ou de plusieurs de ces gaz constitue des substances dont
la nature varie par le plus ou le moins de proportions de l'une d'elles.

Parmi ces substances, il en est qui, mises en
contact, neutralisent leur action mutuelle sur
les produits des trois règnes de la nature ; comme

aussi la réunion de deux ou trois d'entr'elles agit avec plus d'efficacité sur l'une ou l'autre des productions de ces mêmes règnes.

Nous avons à nous occuper du règne animal, et principalement de l'espèce humaine.

Les élémens qui entrent dans la composition de cette espèce sont : l'hydrogène, l'oxygène, le carbone, l'azote, le phosphore, le soufre, le calorique et l'air atmosphérique. La réunion de l'azote avec l'oxygène produit le gaz nitreux ; celle de l'hydrogène et de l'azote, le gaz ammoniac. La combinaison d'autres substances a fait connaître les acides et les alcalis : ces deux substances se trouvent en abondance dans la structure animale ; c'est de leurs justes proportions que dépend l'équilibre de la vie, que nous appelons santé. Leur excès produit la maladie.

Or, la différence et la nature des acides et des alcalis font autant de genres de maladies qu'il y a d'acides et d'alcalis, et ces maladies se divisent encore en autant d'espèces qu'il y a de combinaison, de mélange et de proportion dans les alcalis et les acides.

Nous devons aux acides l'inflammation, et aux alcalis la cachexie. Mon opinion à cet égard s'est fondée sur l'expérience à laquelle je dois aussi la preuve qu'avec les alcalis on combat l'inflammation, et les cachexies avec les acides ; mais le choix de ces derniers est difficile, à raison de

leur nombre et de la variété de leurs effets. Je
vois déjà la critique s'élancer contre moi, et
dire : Parce qu'il a découvert que c'était un acide
qui produisait l'ergotisme, il veut faire de son
moyen un remède universel; mais je dirai comme
Nostradamus : qui vivra, verra. Je ne me donne
pas les gants de cette idée : si *Boerhaave* était
de ce siëcle, il aurait pu la publier.

J'ai dans cette conviction distingué, par ma
doctrine médico-chirurgicale, les espèces d'inflammations : la troisième traite des éruptions ;
la quatrième, des inflammations internes. C'est
dans ces deux classes de maladies qu'il faut ran-
ger les contagieuses exotiques, qui peuvent être
importées en France. J'examinerai successivement la nature du principe excitant, ses effets,
sa formation, son développement, sa propagation et les moyens à lui opposer.

Avant d'entrer en matière, je crois indispen-
sable de considérer l'étendue de la sphère ; d'examiner les rapports de ces régions avec le foyer
universel, le degré de chaleur qu'il donne à chacune d'elles, l'action du calorique sur les divers
liquides répandus sur la surface de ces régions,
les combinaisons chimiques auxquelles peut donner lieu l'action du calorique, ou la congélation de ces mêmes liquides.

Il ne me semble pas moins essentiel de connaître la nature des minéraux, des animaux et

des végétaux de toutes espèces ; ce qui peut ré-
sulter de leur fermentation, putréfaction, congélation, dessiccation, pulvérisation. Il résulte
de ces diverses variétés de nature, que leurs
effets, soit isolés, mélangés ou divisés, deviennent les causes des atteintes à notre existence.

L'examen détaillé des causes qui produisent
ces atteintes, ne saurait trouver place dans un
simple mémoire. Je me contenterai d'ajouter que
le mal peut varier encore d'après le degré de la
fermentation, de la putréfaction ; la nature du
sol où elles se déclarent ; ce qu'elles auraient
absorbé des substances qui la composent, telles
que soufre, cuivre, arsenic, etc. Ce principe
des maladies contagieuses peut donc être gazeux,
liquide, pulvéreux, cristallin ; il peut être
étendu, concentré, susceptible de développement, de régénération, de propagation.

Ainsi, Messieurs, quelle que soit la source de
ce principe, il tient toujours à un assemblage
des premiers élémens qui constituent ces deux
antagonistes, désignés sous les noms d'acide et
d'alcali. Ces antagonistes constituent les principes
nés ou à naître de toutes les maladies.

Il est constant qu'il n'existe aucune inflammation sans un excès d'acide, et aucune cachexie sans un excès d'alcali. Il est encore démons-
tratif que ces deux substances se neutralisent
par des proportions combinées, et que l'excès

de l'une ou de l'autre produit en même temps les deux espèces de maladies opposées sur le même individu , pendant la vie animale seulement, et que des cachexies renaissent les inflammations.

N'allons pas conséquemment chercher au loin l'explication d'un phénomène qui se passe journellement sous nos yeux. Chaque jour , il s'opère dans le laboratoire universel et perpétuel , des produits qui se rencontrent sur toute la sphère , dans l'air, dans l'eau , et qui font naître des substances nuisibles et utiles à notre espèce. Ces substances , quoique proportionnées pour le même appareil et composées des mêmes élémens, diffèrent encore entr'elles par le degré de chaleur qu'elles reçoivent dans les divers temps de leur assemblage , par celui de congélation ou de liquidité.

L'exemple que je vais citer , et dont j'ai donné une idée dans mon Traité de l'Ergot, vient encore ici à mon appui , parce qu'il m'offre des variétés suffisantes pour me rendre intelligible; cet exemple , dis-je , est à l'expérience de tous les hommes; chacun a pu l'observer et en sentir l'application.

Broyez de la farine avec de l'eau , faites-la cuire , vous obtiendrez une colle insipide ; retirez cette colle pour la livrer à un degré de chaleur plus élevé, elle dessèche; l'extérieur acquiert de la densité, et l'intérieur devient élastique. Si vous augmentez encore le degré de chaleur, elle carbonise.

Laissez cette pâte dans son premier état sans la livrer au feu, vous la verrez varier selon la température. Si son degré est froid, elle gèle; s'il est à zéro et humide, elle moisit et se liquéfie; elle contracte une odeur fétide. Si la température est élevée, la pâte fermente: est-elle soumise à un fort degré de chaleur, vous obtenez le pain : abandonnée à la fermentation, elle est d'abord alcoholisée, puis elle acquiert de l'acidité; et si la température continue de s'élever, elle se couvre d'une croûte ; le centre moisit et bientôt n'est plus, avec le temps et la même chaleur, qu'un amas de poussière qui devient elle-même pourriture, quand la température descend et prend de l'humidité.

Cette pâte, prise dans l'état de fermentation et livrée à la distillation, produit de l'alcohol; dans l'état d'acidité, un acide, et dans celui de pourriture ou de moisissure plus ou moins d'ammoniaque. Au moyen d'autres opérations, vous obtiendrez différens résidus.

Dans l'état de pain, elle suit les variations de la température; elle donne même naissance à des insectes.

Si vous voulez accélérer la fermentation de la pâte, ajoutez-y un acide ; vous la diminuez en y

ajoutant un alcali : incorporez-y d'autres substances, vous donnez une couleur, un goût, une
qualité plus ou moins agréables, ou nuisibles à
la santé. Elle peut enfin se vitrifier, se pétrifier,
se mineraliser, selon l'intervalle de temps, la
saison, la nature du sol et les substances parmi
lesquelles elle se trouve.

Mon but, en faisant cette citation, a été d'é-
tablir que tout dans la nature est susceptible de
métamorphose, et que tout est oxidable. L'état
de vie animale n'est autre chose que le degré de
fermentation de cette pâte. L'homme, depuis sa
naissance jusqu'à sa décrépitude, est sujet à de
semblables épreuves. On voit ses organes croître
et se développer de la même manière qu'on voit
lever cette pâte à qui le boulanger vient de donner une forme quelconque ; comme elle, vous
le voyez finir.

D'après ma doctrine, j'envisage tous les produits des trois règnes de la nature, comme susceptibles de contenir des acides et des alcalis, en
quantité plus ou moins considérable, et d'être,
l'un par l'autre, étendus ou neutralisés par le
contact ou le mélange de ces deux antagonistes.

Les acides et les alcalis peuvent être importés
ou exportés dans l'état de gaz, de liquidité, de
dessiccation, de pulvérisation, de cristallisation et
de congélation, soit qu'ils s'attachent à des corps
avec lesquels ils ont de l'affinité ; ou que ces corps

contenant des substances propres à les reproduire
ou à faciliter leurs développemens, soit que dé-
posés ou nés sur ou dans un individu, ils reçoivent extérieurement des moyens de s'accroître.
Chaque objet revêtu des mêmes facultés, et qui
entre en contact avec eux, peut en absorber plus
ou moins, se propager à l'infini, et produire à
l'aide du calorique et de la température, des effets dont les variations sont innombrables.

Du 20 au 30 nivôse an 9, ou du 10 au 20 jan-
vier 1801, à la fin de la campagne d'Egypte,
j'étais prisonnier sur l'escadre anglaise, dans la
rade de Macris en Caramanie, et à bord du vaisseau l'Ajax. Il y régnait une maladie mortelle à
laquelle on donnait le nom de peste. Cette maladie se manifestait par une demangeaison au grand
angle de l'œil; il survenait ensuite un point noir
qui, dans l'espace de trois jours, acquérait la
circonférence d'un centime, et conduisait à la
mort : ce point était sans tuméfaction. Les premier et second jours, le malade conservait sa
raison; la fièvre était légère : le troisième, il pas-
sait du délire au coma, et de ce dernier à la
mort. On regardait cette maladie comme contagieuse; mais elle n'eut point ce caractère. Je
restai sur le bâtiment dix jours; dans cet intervalle il périt quatre matelots anglais. Un seul de
mes compatriotes fut atteint du mal, du jour où
il se manifesta. Je cautérisai fortement avec la

pierre infernale (nitrate d'argent) , seul moyen
qui fût à ma disposition ; je lavai ensuite plusieurs fois la partie malade avec l'eau de savon.
L'escarre tomba, et la plaie fut cicatrisée sans
autre accident.

J'ai réfléchi long-temps sur la nature de cette
maladie, pour en discerner la cause; voici le résultat de mes observations :

La rade de Macris, au nord - ouest de l'île de
Rhôdes, dont un espace de mer de dix ou douze
lieùes la sépare, forme un superbe bassin entouré
de hautes montagnes de marbre, et couvertes de
forêts de lauriers - roses : ces lauriers et d'autres
arbres entraient alors en fleur. J'ai calculé que
le pollen de ces fleurs ou autres produits végétaux, absorbés des vapeurs muriatiques, consti-
tuaient, à l'aide de la haute température, une
substance qui, réunie à l'humeur lacrymale, faisait développer un acide caustique. Ce développement était facilité par la situation de la rade,
où l'air atmosphérique ne pouvait circuler libre-
ment, attendu la haute élévation des monts qui
y établissent un calme continuel. Eminemment,
l'acide précité agissait à l'intérieur et sous son
escarre. (Depuis ma découverte de l'ergot, j'ai
reconnu que les pollens seuls humectés ou concentrés, donnaient lieu à un acide caustique et
styptique). J'ai aussi combiné que cette poussière pouvait avoir plus d'affinité avec l'humeur

lacrymale, excitée dans cette rade par l'air humide et frais, sur - tout le matin ; vu qu'elle
aurait pu s'attacher sur toute autre partie du
corps, et y produire le même effet que l'acide
qui donne le charbon, la pustule maligne. Ce qui
me confirme dans mon jugement sur les causes
de cette maladie, c'est qu'étant hors de la rade,
aucun individu n'en fut atteint.

La peste proprement dite, qui se manifeste
dans les pays du Levant me semble, d'après mes
observations, n'être que la concentration d'un
acide répandu dans l'air. Cet acide déposé sur la
membrane pituitaire, trouve dans l'humeur muqueuse des fosses nasales, une affinité qui rend
son développement plus facile. En considérant
cette maladie dès son origine, elle suit la marche
de nos rhumes ordinaires, dont elle est pourtant
si différente sous le rapport terrible de ses effets.
Non satisfaite d'enflammer les membranes muqueuses, elle influe sur toute l'habitude du corps;
elle agit sur ces organes, dans le sens propre à
chacun d'eux. Je n'essayerai pas de retracer ici
le caractère de cet épouvantable fléau ; assez
d'écrivains plus habiles que moi, en ont tracé
les horreurs ; je me bornerai à dire qu'il a toutes
les terminaisons des inflammations, telles que la
transpiration, la suppuration, la gangrène.

La transpiration, jusqu'ici considérée comme
une crise, est d'après mes observations, l'effet

de l'effervescence qui résulte du mélange des alcalis et des acides contenus dans les liquides animaux au moment de la fermentation acide.

La suppuration ne s'établit que quand la fermentation acide a déjà envahi une partie des organes qui environnaient le point d'origine de cette
fermentation, et que les alcalis naturels arrivent
tardivement pour neutraliser ses effets. Alors,
cette neutralisation opérée, les parties organiques incendiées par la fermentation, se décom-
posent et forment un foyer purulent. Cette opération n'a lieu que sur les parties de l'organisation
animale où l'air atmosphérique est sans influence,
telles que les cavités thorachiques, abdominales,
les grandes articulations, les interstices des muscles, etc.

La peau, les fosses nasales, la bouche, les
poumons, l'œsophage et toutes les voies de la
digestion, sont moins influencées par les alcalis,
principalement les premières parties où l'air a
un cours permanent.

L'affinité des acides avec les liqueurs mu-
queuses-animales leur fait trouver dans la lym-
phe le même avantage, et détermine l'inflammation des glandes, des articulations. La synovie,
qui contient une abondance d'alcali, neutralise
l'acide, arrête les effets de l'inflammation et décompose les parties incendiées; elle leur donne
de la fluidité : cette fluidité est le pus; le pus en

2

augmente le volume et détériore les parties environnantes pour se procurer une issue. Si cette opération est lente, que les alcalis se présentent tardivement, l'inflammation domine : elle agit sur d'autres organes essentiels à la vie ; la mort survient avant l'issue du pus, ou tous deux arrivent ensemble. On a pu remarquer encore que la sortie de ce pus n'est pas d'un effet constamment favorable ; l'ouverture du bubon avant sa maturité ne présente pas toujours un succès réel dans la cure de la maladie ; mais elle est un acheminement à la guérison, à moins que l'inflammation n'ait déjà consommé la défaite d'autres parties organiques.

La gangrène est le terme de l'inflammation, comme le charbon est à la dénaturalisation d'un combustible, et la cendre celle du charbon. La lenteur ou la rapidité de sa marche, ainsi que son espèce, dépendent de la nature de l'acide qui l'a suscitée : elle dépend du degré de chaleur que porte la fusion de l'acide, de celui de la température, de l'individu qu'elle frappe, des alimens ou boissons dont il fait usage, enfin des moyens qu'on emploie pour la combattre.

La fièvre jaune, qui vient de faire le sujet de nos inquiétudes et de mériter à la Médecine française la reconnaissance des Espagnes et l'admiration du monde, m'a retracé le tableau de celle de Saint-Domingue, que j'ai pu observer avec la plus grande exactitude. L'autopsie m'avait démontré les effets qu'elle opérait sur l'homme, et principalement sur l'Européen. Ses ravages affreux dans cette Île, où cinquante à soixante mille personnes ont succombé, stimulèrent mon désir d'apprendre : une philantropie bien naturelle m'a guidé dans mes observations.

Je montais le brick le *Necker immortel*, capitaine Boyer, arrivé au Cap le 1.er messidor an x (20 juin 1802). La mort moissonnait chaque jour, dans la ville, douze à quinze cents de mes compatriotes : le désastre n'était pas moindre dans toute l'étendue de l'Ile. Six jours s'étaient écoulés quand le fléau vint atteindre mon équipage ; nous étions alors dans la rade du Borgne. La température était fraîche et pluvieuse. Le 26, la fièvre frappe un homme : j'étais alors sans aucune notion du traitement de cette maladie. Le 3o, le malade avait cessé de vivre ; je portais mes soins à plus de cinquante malades de terre, abandonnés à la nature par la mort de leurs chirurgiens ; en 10 jours j'en perdis dix-huit. La disette prêtait son horrible secours au mal. Il atteignit en même temps plusieurs de nos matelots.

Le 12 thermidor, nous arrivâmes au Limbé : je fis camper mes malades ; il en mourut deux. Je reconnus par l'autopsie que l'œsophage et l'estomac avaient les membranes internes tapis-

sées d'une croûte noire, élastique, sèche; l'estomac ne contenait aucune substance, non plus
que les intestins. Les membranes externes
étaient phlogosées chez l'un et l'autre individu;
le poumon offrait dans ses cellules, dans les
bronches, dans la trachée-artère, le même phénomène; mais la croûte noire était plus élastique et moins consistante.

. L'un des malades était d'un tempérament sec,
âgé de 25 ans; il mourut en trois jours : l'autre,
pléthorique et délicat, âgé de 19 ans, périt le
cinquième jour.

Les incursions des Nègres nous forcèrent à dé-
camper. Je revins à bord où j'avais quatre convalescens et six malades, parmi lesquels il y en
avait qui étaient arrivés à leur septième et neu-
vième jour. Il en mourut deux dans l'espace de
quarante-huit heures. Je ne pus en faire l'ouverture sous les yeux de l'équipage.

Huit autres malades étaient remontés sur le
navire de leurs propres forces.

Le 25, je fus appelé au camp d'Héricourt pour
un officier-général, escorté par la cavalerie.
D'aller et de venir, la poussière, le soleil, la
pluie, m'avaient jeté dans un état d'atonie ex-
cessive : je concentrais dans l'intérieur un foyer
de chaleur et une altération insupportable. Le
Commandant du Limbé m'offrit de prendre un
verre de limonade aux oranges acides; je l'ac-

cepte, et le bois avec précipitation. Je me rends sur mon navire. La céphalalgie s'empare de moi : je l'attribue d'abord aux migraines auxquelles j'étais sujet. A 7 heures du soir, j'éprouve une effervescence extraordinaire, une élévation et de l'activité dans le pouls, une chaleur et une sécheresse dans l'œsophage et dans l'estomac. Je bus quantité d'eau sucrée : cet état allait toujours croissant ; j'éprouvais une pesanteur dans l'estomac. Je fis monter mon hamac sur le pont, et je m'administrai 20 grains d'ipécacuanha : je rendis le peu d'alimens que j'avais pris, une partie de l'eau, la limonade et des concrétions bilieuses. Je bus beaucoup d'eau ; j'eus deux selles, la première très-consistante, et la seconde bilieuse et excrémentale. Il était 9 heures que les effets de mon remède étaient terminés. Je me fis faire un punch au thé, aiguisé d'une 40.e partie de rhum et d'un 1000.e environ d'ammoniac liquide.

La nuit fut assez calme, et je bus beaucoup d'eau sucrée et de punch. Au jour, je me fis porter à terre, et placer mon hamac sous un arbre qui était sur le bord de la plage. Je me fis donner une Négresse pour me servir, et je chargeai le Commissaire des guerres de faire exécuter mes ordonnances, dans le cas où le délire s'emparerait de moi et que je ne pourrais plus me gouverner, car j'étais seul de chirurgien.

A 9 heures, j'éprouve des nausées acides; ma tête s'embarrasse. J'avais dans ma malle de l'excellente thériaque de Venise, que j'avais apportée de Malte : j'en fis dissoudre deux gros dans une décoction de quatre gros de quina concassé pour huit onces d'eau; j'ajoute environ soixante gouttes d'esprit de menthe, vingt gouttes anodines et vingt gouttes d'ammoniac liquide, pour une potion à prendre en huit doses, de trois en trois heures. Ma Négresse me fit une décoction de grandes raquettes, ou figuier de l'Inde, édulcorée pour boisson : j'y consentis, et j'en fis ma boisson. A 10 heures, ma tête est pesante; mes idées sont confuses, et bientôt je n'y suis plus. A 4 heures du soir, je reviens à moi; ma tête se débrouille; mes yeux sont saillans et larmoyans, la cornée injectée; ma langue est extrêmement chargée, parsemée de plaques rouges. J'avais uriné au lit, et le soir j'eus une selle liquide, bilieuse et mélangée de mucosités de couleur grise-blanche; le pouls était faible, et je continuai mon traitement.

La nuit eût été calme, sans une attaque que firent les Nègres aux soldats de la place. Le combat cessa lorsque notre bâtiment eut tiré quelques coups de canon à mitraille qui heureusement passaient par-dessus moi. Ma Négresse m'avait abandonné, et la crainte d'être vendu et livré par elle aggravait ma position. Enfin, le

jour arrive, troisième de ma maladie : dès le
matin je sentis un poids sur l'estomac, des douleurs vives, et je vomis la tisane que j'avais bue,
avec elle des pellicules verdâtres. Après ce vomissement, je pris une dose de ma potion; je
ne pus plus la supporter; elle me produisait
l'effet d'un charbon de feu : je pris de l'eau sucrée assez abondamment pour éteindre cette
chaleur; je vomis encore et la potion et des
mêmes substances. Je me fis faire de l'eau de
poulet; j'en bus, et j'éprouvai un mieux sensi-
ble; le soir, des selles noires, fétides et abondantes, qui se répétèrent sous moi dans la nuit,
étant comme la veille abandonné et inquiété.
Le 4 au matin, je fus changé de linge; j'eus de
l'eau de poulet nouvelle : dans ce jour, quelques
nausées, plus de vomissement, trois selles dans
le jour, et pour toute substance l'eau de poulet.
Le 5, cet état se soutint; même régime. Le 6
au matin, je pris trois cuillers de café à l'eau
très-léger, qui furent pour moi un baume salu-
taire, et je fus bien tout le jour; mais la nuit
suivante, un petit événement, qui aurait pu
m'enlever la vie, troubla ma tranquillité. Par
un effet de ma potion calmante quotidienne,
une balle, soit des Nègres, soit de notre vaisseau, coupa la corde des pieds de mon hamac;
je glissai de mon lit, et je passai environ une
heure dans cette position, lorsque, avant le

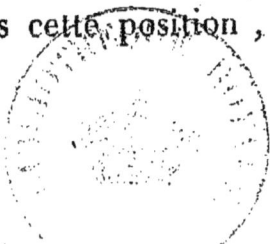

jour, je me sentis enveloppé par deux grosses couleuvres qui ne firent que de me réchauffer les pieds et les cuisses que j'avais découverts. On arrive du vaisseau : ma Négresse vint en même temps, qui détacha galamment mes chauffe-pieds, et on me porta sous un hangar. Ma petite goutte de café et mon eau de poulet me firent oublier pour un instant cet événement; je transpirai. Ma Négresse, en me changeant de linge, jette un cri de surprise, en me disant : *Ha ! Moché, qui vous gagné chiques* (*)! Je ne savais ce quelle voulait dire ; enfin, elle en compta soixante. Déjà, quelques-unes étaient comme des pois. Elle s'arma d'une lancette, de ma sonde cannelée et d'un morceau de tabac qu'elle mâcha et laissa dans sa bouche, et se mit en devoir de m'inciser toutes ces petites tumeurs, d'en extraire les insectes, et d'introduire dans le vide de la tumeur du suc de tabac mâché. Ces opérations, qui durèrent deux jours et demi, me faisaient regretter de n'avoir pas subi le sort du grand nombre de mes compatriotes. Mais fort heureusement, le troisième jour qui était le dixième de ma maladie, je reçus deux lettres, l'une de mon épouse qui était en Corse chez son

---

(*) La Chique est un petit insecte qui s'introduit sous la peau, et s'y multiplie au point de former des tumeurs grosses comme des noix, et même des œufs.

père, et une du général Frécinet, de Marcigny, commandant en chef le camp d'Héricourt : il m'offrait ses services. La satisfaction que j'éprouvai me fit oublier mes maux passés, et les jours suivans je fus en pleine convalescence, durant laquelle le café à l'eau, l'eau de poulet et le poulet bouilli, faisaient toute ma nourriture.

Le 17.ᵉ jour de ma maladie, le 12 juillet 1802, nous reçûmes l'ordre d'aller au Fort-Dauphin. Arrivé à cette destination, je fis placer à l'hospice les malades qui me restaient à bord. Bientôt, je fus seul pour le service de cet établissement et de la ville. Le soin de plus de 800 malades pesait sur ma convalescence : j'eus le bonheur d'y résister. Je répétais les autopsies ; mais, malgré le nombre de mes tentatives, je ne pus reconnaître rien de plus constant dans la nature de la maladie que ce que j'ai dit.

A son début, elle s'annonçait par la céphalalgie, le rire sardonique ; 6 heures après, elle produisait un délire de 5 ou 6 heures ; il y avait ensuite une rémittence de 3 à 4 heures, à laquelle succédaient les vomissemens, 1.º alimentaires ; 2.º bilieux ; 3.º verts ; 4.º café ou bruns ; 5.º noirs ; enfin le hoquet, triste précurseur de la mort : c'était ordinairement dans l'état de vomissement vert, ainsi que je l'ai éprouvé, qu'elle faisait choix de sa terminaison. Chez les uns, elle revenait à l'état bilieux et produisait l'ictère, ou

finissait par le vomissement de pellicules jaunâ-
tres dont le nombre diminuait au fur et à mesure que le malade prenait des forces ; chez d'autres, elle causait la tympanite abdominale, l'infiltration des extrémités ; chez d'autres enfin, les
tumeurs purulentes ou une extrême maigreur.

De nouveaux ordres nous rappellent au Cap-
Français. Là, je reçus du conseil de santé une
instruction sur les maladies des troupes dans la
colonie, imprimée au Cap-Français le 14 floréal
an x de la République, approuvée et ordonnée
par le général Leclerc.

Cette instruction retrace la topographie médicale de l'île de Saint-Domingue ; elle classe
les maladies qui atteignent les troupes ; elle en
décrit l'invasion et les effets ; elle donne des
moyens curatifs, cite des observations météoro-
logiques, autopsiques et cliniques, mais ne
donne point la nature des causes ; néanmoins
elle dit :

« Les annales des constitutions médicales qui
» s'y succèdent, prouvent que sa température
» habituelle est à la fois très-chaude et très-hu-
» mide ; ce qui s'explique facilement : très-
» chaude, parce que les rayons du soleil ne s'é-
» loignent guère de la direction presque verti-
» cale ; très-humide, parce que l'atmosphère
» y est continuellement saturée de molécules
» aqueuses, qui tendent à se réunir et à se sépa-

» rer à l'instant où le calorique les abandonne.
» Or, le propre de cette température est d'être
» ce que l'on appelle vulgairement pourrissant :
» en effet, les insectes s'y multiplient prodi-
» gieusement ; les substances métalliques s'y
» oxident en un instant ; les viandes s'y gâtent
» d'une heure à l'autre ; les corps organisés,
» souffrans et malades, y sont frappés dans les
» sources même de la sensibilité et de l'irritabi-
» lité ; le solide vivant s'y abandonne à une
» prostration singulière ; et, par un effet né-
» cessaire de ce défaut de réaction, les humeurs
» animales y contractent un genre d'altération
» qui les fait marcher à grands pas vers la dé-
» composition : or cette constitution est, depuis
» *Hippocrate* jusqu'à nos jours, la plus propre
» au développement des fièvres putrides, mali-
» gnes, des maladies contagieuses et pestilen-
» tielles. »

Ensuite elle classe les maladies des saisons
marquantes dans l'île ; elle démontre les effets
du calorique et celles d'une température plus
douce, l'action de l'une et de l'autre sur les maladies tant internes qu'externes ; elle donne un
grand nombre de citations sur les différentes
épidémies qui régnèrent en Grèce, en Egypte,
aux Indes orientales, à la Barbade, dans la Ca-
roline méridionale, à Antigoa, à Cadix, en 1764
et 1800.

Nous allions quitter le Cap pour revenir en France. On nous charge à notre départ de soixante convalescens pour le Port-au-Prince ; six moururent en les transportant à bord, et quinze pendant la traversée, qui fut du 9 au 11 vendémiaire an XI. Personne de mon équipage ne fut malade.

Ainsi, Messieurs, j'ai conclu, d'après diverses observations trop longues à rapporter ici, que la nature de la cause de cette maladie était la fermentation des humeurs gastriques, exaltée par l'augmentation subite du calorique et par la perte des substances liquides que faisaient les Européens dans ces régions, et sur-tout dans les vallées et au pied des montagnes de cette colonie. J'ai calculé que cette fermentation, trop accélérée, atteignait les membranes internes de l'estomac ; excitait leur sécheresse et leur inflammation, et les transmettait aux parties environnantes. Je veux dire que l'excès de chaleur excitait une trop grande perte de liquide à l'extérieur ; que par cette perte les voies digestives étaient privées de liquide ; que les sucs gastriques s'aggrumelaient et s'attachaient aux membranes internes de l'estomac ; qu'ils faisaient corps étrangers, excitaient l'inflammation par leur présence et leur décomposition chimique. Je regardais encore comme excitant les boissons et les fruits acides dont on faisait usage et qui sont le produit de cette colonie. Je ne considérerai point cette maladie comme contagieuse dans le principe ; mais elle le devient par la mul. titude des malades, de l'intérieur desquels il s'exhale des gaz et des produits de fermentation acide, qui, condensés par la chaleur du jour, chargeraient l'air de ces molécules, qui à leur tour humectées par l'humidité du soir, soit des pluies ou rosées, se développaient sur les alimens, boissons, ou étaient aspirées avec l'air qui s'introduit dans les poumons ; aussi les Nègres disaient avec raison, quand les mornes étaient secs : *Morne li pas gagné tabac, besoin chargé fusil pour Blanc ;* et quand l'orage se préparait, ils disaient : *Morne gagné poudre za nous.* En effet j'observais que quand la pluie était abondante, le nombre des malades et des morts augmentait.

Les personnes qui se trouvaient surprises par la pluie, ou qui se promenaient après ; celles qui mangeaient ou buvaient des acides, étaient les premières frappées par la maladie ; les tempéramens les mieux constitués, les figures les plus fraîches, les hommes les plus robustes, succombaient les premiers ; les femmes résistaient plus que les hommes ; les enfans, les vieillards, en étaient peu atteints ; les phlegmatiques, les ulcérés, s'en garantissaient facilement ; les hommes sobres, qui buvaient beaucoup d'eau vi-

neuse, étaient à l'abri de ses atteintes. Le capitaine Boyer, qui toute sa vie n'avait bu que de
l'eau, et d'un sang-froid étonnant, n'a pas éprouvé
la plus légère affection, quoique ce fut sa première campagne.

Je consignerai ici une observation qui n'est
sans doute pas neuve. Dans ces calamités, le
manque d'objets de première utilité, celui des
médicamens, des secours de l'art et la nécessité
de recevoir un grand nombre de malades dans
un seul local, en moissonnent autant que la maladie.

Il faut, ce me semble, attribuer la nature des
causes de cette maladie au degré de chaleur qui
excite la fermentation digestive chez des hommes
transférés subitement d'un climat tempéré sous
un ciel brûlant. La preuve se trouve dans les
moyens curatifs ; si on est assez heureux pour
administrer l'ipécacuanha au moment même de
la cephalalgie et avant le délire, et de l'accom-
pagner d'un grand lavage, on arrêtera la marche de la maladie et on changera ses effets. La
fièvre survient ; après son accès, un laxatif
étendu suffit pour la faire disparaître ; mais l'instant est si court, qu'il est rare qu'on le saisisse.

L'exhalaison des produits de la fermentation
gastrique et pulmonaire me paraît donc être la
cause de la contagion. Elle est plus grande et
plus active dans les hôpitaux que dans les mai-

sons particulières, et moindre dans les lieux isolés. Un fait vient à l'appui de ce que j'avance. Il arrive de Nantes, en 18 jours, un bâtiment apportant vingt-deux chirurgiens : onze sont placés à l'hôpital des Pères au Cap, et les onze autres à celui de la Hanse. Le cinquième jour, il n'en existait plus qu'un. Sur 560 chirurgiens partis de Toulon, j'étais le 11.e de retour : il en restait peu au Cap à mon départ.

Parlerai-je encore des épidémies qui régnèrent à Toulon sur la fin de l'an III et dans les premiers jours de l'an IV ? Les hôpitaux de la marine étaient tellement encombrés qu'il fallut faire camper les malades. Encore victime de cette maladie, j'eus après 52 jours de souffrance, dont 15 jours de délire, une convalescence de trois mois. Citerai-je la quarantaine de l'escadre du général Gantheaume : je fus alors chargé de la division du petit enclos du lazaret de Toulon ; là, sept à huit cents malades étaient confiés à mes soins. Il s'opérait trente à quarante autopsies par jour.

Je ne fais au reste ces dernières citations que dans l'intention de prouver davantage que mon opinion, dans la question dont il s'agit, repose sur l'expérience.

Echappé aux divers périls que j'avais courus, j'ai rejoint mes pénates où j'exerce, depuis 27 ans, la chirurgie et la médecine rurale sous le

titre d'officier de santé. Tant que les forces physiques m'ont permis cet exercice pénible , j'ai
travaillé en observateur : aujourd'hui , moins
actif, je rassemble mes documens. A l'aide de
mes observations je me suis fait une doctrine
dont je donne un aperçu dans ce mémoire.

J'ai démontré que les maladies contagieuses-
exotiques viennent des mêmes causes que les
indigènes. Je ne m'attache , dans cet ouvrage ,
qu'aux principes épidémiques : or, les fièvres
dites d'automne, de printemps, d'été, les catarres, les rhumes, les rougeoles, varioles, fièvres rouges , milliaires , pétéchiales , bilieuses,
les fluxions de poitrine , les flux-de-sang , les
typhus, les gangrènes sèches; toutes ces maladies deviennent épidémiques en des temps et
des lieux différens. La nature de leur cause est
toujours dans les principes élémentaires, comme
je l'ai établi.

D'après ce système , il faut, pour découvrir
la cause des maladies contagieuses-épidémiques,
exotiques ou indigènes , s'assurer de l'espèce
d'acide qui excite le premier point de fermentation ; connaître ensuite son action sur l'espèce
humaine ; distinguer son affinité avec les substances animales qui composent notre organisation ; apprécier l'effervescence qu'il peut avoir
à tel ou tel degré de chaleur; savoir enfin s'il
n'est point associé à d'autres substances suscep-

tibles, par leur nature, de produire d'autres effets que les siens propres.

La chimie nous démontre déjà un grand nombre d'acides, dont chacun a des effets différens qui varient à leur tour selon la qualité plus ou moins puissante de l'acide, sa qualité liquide, fluide, gazeuse, molle, compacte, dense, cristalline, pulvéreuse; sa dissolution plus ou moins facile, ou son affinité avec l'eau, l'air, la chaleur, le froid, le temps et les tempéramens, nous feront seuls connaître d'une manière précise le principe de ces variations multipliées qui aujourd'hui nous caractérisent, sous des nomenclatures chimiques, une multitude de maladies auxquelles on applique une infinité de causes, sans définir la nature.

En conséquence, le principe des maladies exotiques existe sur tous les points de la sphère, et même dans notre constitution organique; mais ses effets ne sont pas les mêmes, parce qu'il ne reçoit pas le même degré de chaleur dans sa fermentation : la végétation nous en offre des exemples.

Le vin de Canarie ne vient point à la Côte-Rôtie, à Vougeot. Transportez des plants de chacune de ces vignes en d'autres climats, vous aurez toujours à la longue du vin semblable à celui de la contrée où vous aurez opéré la transplantation. De même, un acide qui naîtra en Afri-

3

que, sera plus concentré que celui qui naîtra
en France, quoique constitué d'une manière
uniforme, parce qu'il lui manquera le même
degré de chaleur pour sa perfection ; celui d'Afrique, apporté en France, n'aura plus le même
développement pour la même cause, mais son
effervescence sera plus active.

En France, nous ne pouvons extraire de l'es-
sence des roses que lorsque nous les avons en
grande quantité et par une saison favorable : en
Afrique, on en retire tous les ans, et il faut
beaucoup moins de fleurs.

Suivant cet exposé, l'importation des maladies laisse des doutes. Elles peuvent naître des
substances ou marchandises importées du midi
au nord, et *vice versâ*, comme de l'orient à
l'occident. Son germe se rencontre le plus souvent dans les laines et cotons ; ces substances
sont des produits végétaux et animaux. Si leur
assemblage est fait dans un temps de chaleur ou
d'humidité, ou qu'elles soient emballées avec
compression, dans l'un et l'autre cas il résulte
une fermentation produite par le suintement qui
s'exhale de leur constitution. Cette fermentation
existe dans tout ou partie du ballot : bientôt elle
gagne successivement ceux qui l'avoisinent, puis
répand la contagion dans l'équipage ou chez les
personnes qui en approchent, ou qui remuent,
transportent, déploient ces marchandises.

Indépendamment des causes que j'ai déjà indiquées, il en est d'autres encore qui peuvent
produire cette fermentation : il suffit pour cela
d'un insecte qui meurt dans un des ballots, d'une
bourre de coton qui ne soit pas en maturité, et
d'un morceau de marchandise qui ait été hu-
mecté avant, pendant ou après l'emballage. Il
en est ainsi de toutes les substances : on voit des
fenils prendre feu, d'autres pourrir ou moisir.

La fermentation se transmet encore d'un individu à un autre par le contact et par l'air, si son
émanation est volatile. L'épidémie me paraît
donc le résultat du degré de chaleur, du passage
subit d'une température à une autre ; quant aux
natures des causes, elles existent, comme je l'ai
dit plus haut, sur tous les points du globe; mais
elles sont annihilées dans le nord par le froid ;
elles produisent des effets différens dans les zones
tempérées, et, sous la zone torride, elles ont
toute leur effervescence.

L'extrême froid donne aussi lieu à certaines
épidémies ; mais la contagion n'en est point la
suite, à moins qu'on ne rassemble plusieurs personnes atteintes de la même maladie dans un
local où la chaleur serait plus élevée que la température du climat : ainsi, les maladies épidémiques peuvent aussi bien naître des substances
exportées que de celles importées, attendu que
le développement des produits de fermentation

n'appartient qn'au degré de chaleur ; c'est pour-
quoi nous les voyons toujours prendre naissance
au midi des États, n'arrêter leurs ravages qu'à
une température froide ou pluvieuse continuelle.

Pour déterminer le caractère des maladies contagieuses et exotiques, il faudrait préciser les
espèces d'acides ou d'alcalis exportés, et diffé-
rencier ceux qui agissent directement sur les
substances humaines en général ou en particulier. Les épizooties nous prouvent qu'il est des
maux dont une espèce d'animaux quelconque
est seule susceptible d'être frappée : le mal qui
atteindra le cheval, n'atteindra pas le bœuf ; il
en est de même pour les autres espèces. Les li-
mites où je dois me borner, ne me permettent
pas d'entrer en aucun détail à ce sujet.

L'excès d'acide ou d'alcali forme la source des
maladies ; celles provenant des alcalis ne sont
point contagieuses. Elles peuvent atteindre plusieurs individus à la fois, mais elles ne s'éten-
dent pas au-delà de leur foyer ; moins nom-
breuses que celles produites par les acides, elles
ne varient dans leurs effets que par leur mélange avec d'autres substances.

Le rapport de MM. les Médecins français sur
les questions à eux posées par les autorités de
Barcelonne, est en harmonie avec les observations que j'ai faites à Saint-Domingue : comme
eux j'ai rencontré cette humeur huileuse et d'au-

tres désorganisations qu'ils ont signalées; mais la température de l'île était plus chaude que celle de Barcelonne; les effets de la maladie y étaient plus rapides.

Le pronostic exotique est incertain, à moins qu'il n'ait été découvert à son origine. La définition de venin est un mot générique, usité jusqu'à présent,. qui ne détermine point l'espèce de substance qui fait naître la maladie. Je me résumerai par l'explication des deux points principaux qui forment les étais de ma doctrine.

Nulle inflammation sans la présence d'un acide, point de cachexie sans excès d'alcali; le plus ou le moins de l'un ou de l'autre les détermine : souvent on les rencontre toutes deux dans le même sujet. Un homme peut être atteint d'une inflammation interne sur un viscère ou organe quelconque de l'abdomen; et, par une autre cause, il peut y avoir infiltration séreuse dans ce viscère ou les parties environnantes; si elle est abondante, cette sérosité arrêtera les progrès de l'inflammation; mais, si au contraire l'inflammation est plus forte, elle absorbera la sérosité, et continuera ses effets; dans le cas où l'une et l'autre seraient en égale abondance, il y aurait maintien d'état morbide, qui ne se terminerait que par l'absorption de l'une ou l'extinction de l'autre. La sérosité agit sur l'inflammation de la même manière qu'agissent les émolliens sur cette maladie : ainsi, l'inflammation agit sur la sérosité comme absorbant ou dessiccant de ce liquide.

Je suis persuadé que les effets de la peste qui désola Marseille, ont été bien différens dans les quartiers des savonneries que dans ceux où les rues sont étroites et exposées au midi, à raison que dans les premiers les exhalaisons alcalines que produisaient les fabriques de savon , ont dû les préserver.

Résumé de la Réponse à la première Question.

1.º Tous les décomposés des trois règnes de la nature, réduits à l'état d'acides ou d'alcalis, peuvent produire des maladies contagieuses ; 2.º ces produits peuvent naître indigènes ou exotiques ; 3.º ils peuvent naître encore des objets exportés ou importés, et des individus qui s'exportent ou s'importent; 4.º ils peuvent encore être exportés ou importés par l'air atmosphérique, ou d'une manière quelconque; 5.º leur action sur l'espèce humaine n'a lieu qu'autant qu'ils rencontrent dans l'organisation des substances propres à leur régénération ou à leur développement ; 6.º leur degré de développement ou de concentration , gradué avec le calorique, fixe l'intensité de ces maladies ; 7.º les espèces d'acides et d'alcalis font la différence de leurs causes ; 8.º quand la nature de la cause est un acide, il en résulte inflammation et gangrène ; 9.º quand c'est un alcali, atonie, infiltration séreuse, gonflement et édématie; quand cette dernière affection est à sa dernière période, il en résulte inflammation et gangrène ; c'est l'inflammation alcaline ; 10.º quand les deux se trouvent réunies, il en résulte alternative d'action, anéantissement d'une des deux causes ou annihilation complète , selon les proportions de l'une d'elles; 11.º le degré de température ou l'espèce de tempérament détermine la dégénération de l'une ou de l'autre de ces natures de causes ; 12.º cette dégénération réside dans le plus ou le moins d'effet des espèces de natures de causes ; 13.º les espèces de natures de causes inflammatoires sont tous les acides connus et inconnus, leur réunion à un ou plusieurs acides, les proportions de leur mélange avec d'autres substances ; 14.º les espèces de natures de causes cachexiques sont tous les alcalis de toutes espèces, leur réunion à plusieurs et leur mélange; l'inflammation excitée par les alcalis est moins évasive que celle excitée par les acides.

La nature de la cause des rhumes de cerveau, en France, est celle de la peste en Egypte, et des écoulemens séreux des fosses nasales dans le nord (nos saisons font aussi développer les mêmes

phénomènes par la même cause). Les chaleurs
d'été nous donnent la peste, lorsqu'elles sont
continues et succèdent à de grandes humidités
qui facilitent la fermentation de différentes substances. L'automne nous procure les fièvres d'accès, cérébrales, angineuses, les esquinancies,
l'engorgement des parotides, leur suppuration.
L'hiver nous donne les rhumes de cerveau, les
catarres, les enchifrenemens, l'enrouement et
l'écoulement du nez. Le printemps nous donne
les rhumes ambulans, qui parcourent depuis le
nez jusqu'aux poumons, les inflammations de
poitrine, les coliques, les fièvres et autres.

La nature de la cause de toutes ces maladies
n'est due qu'aux acides et aux alcalis plus ou
moins concentrés, qui n'ont d'action que d'autant plus qu'ils se combinent, pour les rhumes,
avec les humeurs des fosses nasales, ou que le
mucilage de ces membranes se décompose par
la présence de l'acide ou de l'alcali, et que la
membrane pituitaire ne fournit pas assez de mucilage pour expulser ces acides ou ces alcalis,
selon leur consistance et leur action plus ou
moins puissante.

La nature de la cause des fièvres gastriques
est la même que celle de la fièvre jaune en Amé-
rique et en Espagne; et celle des fièvres bilieuses, putrides, ataxiques et des typhus en
France, ne diffèrent entr'elles que par le de-

gré de chaleur des saisons et la plus ou moins grande réunion d'individus, et par la nature de l'acide qui y donne lieu. Le colera-morbus, le flux de sang, les diarrhées, le tenesme, etc., n'ont aussi que la même nature de cause; ainsi des autres maladies contagieuses dont la nature de cause n'a d'effet que d'autant plus qu'elle trouve un dissolvant dans les liquides qui s'élaborent, ou s'impriment sur les solides, ou qui naissent de la réunion désordonnée des substances qui composent notre organisation.

Réponse à la deuxième Question.

Les moyens de préservation capables de s'opposer à l'importation, seraient:

1.º De prévenir le dégagement des gaz et des produits de fermentation auquel peuvent donner lieu les substances qui composent les trois règnes de la nature; 2.º arrêter le cours de l'air atmosphérique du côté d'où viennent ces produits; 3.º diminuer le degré de chaleur du climat où ils se déploient, en changeant la température; 4.º empêcher la fermentation des objets exportés ou importés: 5.º empêcher encore que cette fermentation n'ait lieu sur ou dans les objets et les individus qui voyagent.

Il n'appartient qu'à l'auteur de la nature de

lutter contre ces effets ; tous sont au - dessus de l'art, de la force et de la prévoyance humaine. Il est des hommes qui peuvent s'y soustraire ; mais ces phénomènes tiennent à tant de circonstances, qu'il est impossible d'en expliquer les moyens, et encore plus d'en préserver la France.

Réponse à la troisième Question.

PRÉCAUTIONS GÉNÉRALES.

A l'instant où on s'apperçoit d'une espèce de maladie contagieuse, il faut faire cerner la maison où se trouvent les malades, et évacuer la totalité des personnes qu'elle contient ; choisir un local hors de la ville, isolé, situé au nord d'une colline, et dans une forêt, s'il est possible ; établir en ce lieu des cabanes ou des tentes ; écarter les bien-portans des malades, et ne laisser à ces derniers que les personnes nécessaires et dévouées à leur service.

Après l'évacuation, faites fermer toutes les ouvertures de la maison par les derniers sortans ; que les portes en soient scellées, et qu'elle soit mise sous la surveillance de la police sanitaire ; étudiez ensuite le cours de la maladie ; observez si son début est inflammatoire, si elle devient putride, si sa terminaison est cachexique ; si dans les diverses périodes qu'elle parcourt, elle a pu changer sa marche ; si les moyens médicaux employés, n'ont pu faire naître d'autres symptômes qui auraient fait varier son cours ou sa nature. Il n'est pas moins important d'ordonner aux personnes chargées du soin des malades, d'éviter d'aspirer leur souffle, de manger des mets qu'ils auraient touchés ou portés à leur bouche. Dans le cas où, malgré ces précautions, elles seraient frappées de maladie, soit pour avoir remué les malades, soit pour avoir respiré l'odeur de leurs excrétions, on est fondé, je pense, à déclarer la maladie contagieuse par cause indigène.

Si, sans approcher ces malades, et en prenant les mesures prescrites, les individus sains et isolés s'en trouvent frappés, il faut prendre tous les renseignemens sur le plus ou le moins de l'éloignement qu'il y avait entre ces malades et les premiers ; sur les rapports qui existaient entre eux, soit dans leurs travaux, soit dans l'habitation close et scellée, afin de découvrir le foyer d'infection.

Si dans cet intervalle, la maladie se déclarait sur d'autres points éloignés des premiers comme à l'extrémité de la ville, dans une autre rue ou dans une cité voisine, on doit s'assurer si les individus atteints en ces derniers lieux, n'ont pas eu de relations avec les premiers malades, en les visitant ou en travaillant avec eux ; dans le premier cas, chercher à réunir toutes les circons-

tances qui auraient pu produire la communication du mal ; examiner si elle n'est pas due au
rapprochement des personnes dans une ou plusieurs parties de la maison scellée ; au second
cas, chercher à connaître le genre de travaux
des individus ; quelles sont les substances qu'ils
auraient manipulées, déployées, remuées, transportées, sur quoi elles auraient été déposées ; si
ces substances sont avariées, chercher à s'assurer
quelle est la nature et la cause de l'avarie : com-
parez-les avec la nature des substances ; voyez
l'effet qu'ont dû produire leur rapprochement
et leur mélange, soit par humidité, soit par la
chaleur ; examinez si dans la ville il n'y a rien
qui puisse donner matière au dégagement de
quelques gaz, dont l'influence serait nuisible à
l'espèce humaine ; ne négligez rien en un mot
pour découvrir le siége et la nature de cause
de la maladie. Si, malgré toutes ces mesures de
précaution, elle se déclare sur différens points,
vous pouvez la croire exotique, et apportée par
l'air atmosphérique.

*Observation générale à faire dans les maladies
contagieuses-indigènes ; moyen d'atteindre la
connaissance de la nature de cause, et d'y
remédier.*

Quand vous aurez obtenu la certitude que la
cause de la maladie a pris naissance dans la

maison scellée, que vous avez reconnu par les
faits ci-après que la maladie débute, je suppose,
par enchifrenement, larmoiement, angine, toux,
vomissement, fièvre, colique, diarrhée, tenesme, douleurs lombaires, rétention d'urine ;
que chacun des symptômes qui s'offriront à
vous, développent l'inflammation des fosses nasales, le gonflement des yeux, l'esquinancie,
le tétanos, le coma, l'expectoration sanguine,
le vomissement bilieux avec douleur gastrique,
la continuité de la fièvre, le flux de sang, la
rougeur des urines, leur rareté, la douleur dans
les méats, et que ces divers effets se terminent
par gangrène ou la mort, vous pourrez juger que
la maladie est inflammatoire. Si, avant d'arri-
ver à la dernière période, l'une de ces affections
prenait la voie de la résolution ou de la suppuration, la maladie aurait toujours le même caractère. On reconnaît ces terminaisons, 1.º dans
l'inflammation des membranes pituitaires, par
la cessation de l'enchifrenement ; 2.º par l'abondance du mucus et le rétablissement des organes
de la vue ; 3.º pour la gorge, par la facilité
d'avaler et par la suppuration ; 4.º pour le tho-
rax, par la cessation de la fièvre et celle de la
toux, par l'expectoration muqueuse et nourrie ;
5.º pour l'abdomen en général, par la cessation
des vomissemens et des douleurs, par l'ictère,
la fièvre intermittente avec frissons, les obstruc-

tions, les déjections glaireuses et opaques, par
le cours naturel des urines, leur épaisseur, le
cours libre des matières fécales, les abcès aux
reins, aux aines, etc.

Toutes ces terminaisons de la première et
deuxième périodes appartiennent aux natures
de causes inflammatoires, qui peuvent prendre
origine sur tous les points organiques de notre
structure, se borner à l'un d'eux, en compren-
dre plusieurs, et les occuper tous à la fois.

Au contraire, si dès le début de la maladie,
il s'ensuit mort subite, sans fièvre ni accidens
préliminaires, coma avec faiblesse du pouls,
paralysie spontanée, bouffissure, oppression
avec pâleur du visage, hydropisie ascite, enkis-
tée, anasarque, édème partiel ou général, car-
cinome; ces terminaisons appartiennent aux natures de causes cachexiques; elles peuvent être
épidémiques, mais elles ne sont point contagieuses.

Le pronostic étant établi, il faut se rendre
dans le local clos et scellé; 1.º analyser l'air,
y faire évaporer des liquides volatils-alcalins,
tels que l'ammoniac pour les premières espèces
de maladie, et l'acide nitrique, le chlore, les
acides végétaux, pour les secondes, selon que
le résultat de vos opérations le déterminera pour
l'une des deux causes. Vous pouvez mélanger
d'autres substances et les combiner avec les pre-

mières, s'il se trouve d'autres combinaisons nuisibles ; vous répéterez autant de fois cette opération qu'il sera nécessaire ; ensuite il faut faire
prendre les hardes et linges , couches de lits,
étoffes , tapisseries , etc. , avec des instrumens à
longs manches et mauvais conducteurs ; vous les
faites placer sur des perches dans le plus vaste
et le plus élevé des appartemens, leur faire subir
les mêmes fumigations dont j'ai parlé ; ensuite
faire plonger, dans des cuves alcalines ou acides ,
les laines, cotons, étoupes, chanvres, fils, toiles
et autres objets susceptibles d'empreinte ou d'absorption d'un des principes excitans.

Ces mesures étant prises avec rigueur , il faut
laisser un libre cours à l'air dans tous les appartemens , faire des recherches dans toutes atte-
nances et dépendances, pour s'assurer s'il n'existe,
aucunes dépouilles animales putréfiées , ou végétales en fermentation ; faire flairer par un chien
tenu à deux lacets, tous les trous de rats, de
taupes , de serpens , de crapauds et autres animaux ou insectes ; conduire ensuite le chien dans
le lieu destiné aux malades et séparé ; l'observer.
Si on trouve des terres humides et fraîchement
remuées , il faut, avant de faire des fouilles , répandre dessus de l'eau de chaux récemment
préparée , au fur et à mesure que l'on creusera.
Si on parvient à découvrir quelques lieux infectés ou quelques substances dénaturées , il

faut les renfermer hermétiquement; en faire l'analyse, exposer le principe dominant, et le combattre.

Si la maladie s'est déclarée sur tous les points de la ville, ou en plusieurs quartiers ou maisons à la fois, la cause existe dans la ville même ou ses alentours; elle est le produit des gaz, des miasmes, des pulvérisations, des alimens, des boissons, de l'accumulation de certaines subs-tances ou récoltes, le résultat de certaines fabriques ou laboratoires, boucheries, égoûts, citernes, eaux croupies, le desséchement de quelques marais, celui de plusieurs cadavres d'animaux, le résidu aquatique ou volatil de la fermentation de quelque mélange de terre avec des substances végétales et animales, la fusion de plusieurs minéraux, leur mélange, la dissolution de quelques substances cristallines. Si on parvient à découvrir que la cause vient d'un ou plusieurs de ces faits, il faut l'annihiler par un antagoniste puissant qui, en les com-battant, ne produise pas par son action d'autres accidens.

Pendant ces recherches et même avant, il faut évacuer tous les malades, sans distinction de rang, ainsi que je l'ai déjà dit, et dans l'ordre suivant, indiqué par titres et articles, pour servir de base aux lois sanitaires.

PROJET DE LOI

ou

RÉGLEMENT SANITAIRE.

TITRE I.er — *Mesures préliminaires.*

ARTICLE PREMIER.

Dès que, dans une maison, on s'apercevra qu'il existe une maladie contagieuse, que trois à quatre des domiciliés en seront atteints, les autorités locales la feront fermer, intercepteront toutes communications et issues secrètes, et pourvoiront aux besoins des personnes qu'elle renferme. Le médecin traitant sera tenu de l'habiter, ou une autre voisine dont on aura fait faire l'évacuation, et qui de même sera sous la surveillance.

ART. 2.

Les mêmes précautions seront prises pour chaque maison où il se trouverait le même nombre de malades.

ART. 3.

Si la maladie se propage dans la ville et qu'il se trouve 5 à 6 personnes par 100 de la population, 40 à 50 par 1000, 80 à 100 par 10000, 200 à 250 par 200000, qui soient atteints de la même maladie, la ville entière sera fermée, et toutes les communications seront interrompues.

Art. 4.

Dans l'une ou l'autre des circonstances rapportées dans les art. 1.er, 2 et 3 du présent titre, l'autorité locale nommera sur-le-champ un conseil sanitaire provisoire, et se conformera aux dispositions des art. 1.er, 2, 3 et 4 du Titre IV.

Art. 5.

Le conseil sanitaire fera choix d'un emplacement situé au nord d'une colline ou montagne, et dans une forêt, s'il est possible, au bas de laquelle il serait à propos qu'il passât une rivière où ruisseau; si la montagne ou colline était située *est* et *ouest*, il faudrait préférer la première position.

Art. 6.

Le conseil sanitaire fera tracer un camp de manière à ce que les tentes ou cabanes soient placées à 15 mètres l'une de l'autre et disposées en quinconce, afin que l'exhalaison de l'une atteigne difficilement celle de l'autre.

Art. 7.

Ce camp sera divisé en trois parties, séparées

au moins de 200 mètres, placées dans l'ordre suivant, savoir : une supérieure et au matin pour les convalescens ; une supérieure et au soir pour les douteux ; une troisième au nord pour les malades.

Art. 8.

Chaque partie de ce camp sera encore divisée en trois autres parties, séparées de 40 mètres l'une de l'autre. Ces trois camps, divisés en trois parties carrées dont les angles répondront aux quatre points cardinaux, seront distribués ainsi qu'il suit, savoir : un supérieur et *sud* pour les époux et enfans ; un inférieur et *est* pour les hommes ; un inférieur et *ouest* pour les femmes. L'administration de ces camps sera placée au centre.

Art. 9.

Le conseil sanitaire est placé à la partie la plus élevée de la montagne ou colline, au-dessus et entre les camps des convalescens et des douteux. Au centre des trois grands camps seront placés le corps-de-garde et les salles de police, qui seront au nombre de trois pour chaque camp, et placées dans la direction de chacun d'eux.

Art. 10.

Les chevaux, voitures et attirails seront placés au-dessous des camps des convalescens et des douteux, sans pouvoir communiquer avec aucun camp ; ils auront une administration particulière, réglée par le conseil sanitaire.

Art. 11.

Les tentes seront disposées à ne recevoir que deux personnes dans le camp des malades, excepté les berceaux et couchettes, et quatre personnes dans les camps des convalescens et des douteux, avec la même exception.

Art. 12.

Toutes les tentes seront numérotées pour les malades, les convalescens et les douteux ; celles des gens de service porteront l'inscription de l'emploi des fonctionnaires qui les habiteront.

Art. 13.

Les camps disposés, les tentes ou cabanes seront garnies, autant qu'il se pourra, des meubles et effets des quarantenaires, tels que lits, chaises ou fauteuils, tables, vases et ustensiles à l'usage du boire et du manger, ainsi que des évacuations, lumière et foyer portatif.

Art. 14.

Chaque administration sera pourvue pour trois mois de vivres, boissons, remèdes, bois, chandelles, ustensiles de rechange, enfin tout ce qui convient aux hôpitaux.

ART. 15.

Il y aura à chaque camp, à la tente administrative, au conseil sanitaire, un mât de pavillon; il en sera placé aussi dans toute l'étendue du cordon sanitaire, à une distance suffisante pour être aperçus.

TITRE II. — *De l'administration des Camps.*

ARTICLE PREMIER.

Il y aura un conseil sanitaire composé d'un médecin, d'un chirurgien, d'un pharmacien, d'un chimiste, d'un naturaliste, d'un physicien, d'un officier du génie, d'un administrateur, d'un secrétaire principal et d'un nombre suffisant de secrétaires adjoints.

ART. 2.

Les trois administrations subalternes seront composées chacune d'un médecin, d'un chirurgien, d'un pharmacien en chef et d'un administrateur général.

ART. 3.

Les médecins, chirurgiens et pharmaciens subalternes devront être aux ordres de chaque chef de camp, et seront employés selon leur capacité et leurs talens.

Art. 4.

Il y aura, sous les ordres de l'administrateur général de chaque camp, les gardes-magasin, les commis aux vivres, les boulangers, les bouchers, les ouvriers de toutes classes, ainsi que la garde de police.

Art. 5.

Les membres du conseil sanitaire pourront avoir un nombre suffisant d'écrivains pour le service de chacun d'eux.

Art. 6.

Il y aura un médecin, quatre chirurgiens, deux pharmaciens, quinze infirmiers ou infirmières, par cent de malades ou cinquante tentes.

Art. 7.

Chaque sexe sera servi par des personnes de son sexe. Chez les hommes il y aura quatre femmes ; chez les époux moitié ; chez les femmes quatre hommes par cent.

Art. 8.

Les infirmiers ou infirmières seront placés dans les intervalles des tentes, de six en six, dont la moitié sera toujours en activité de service, et l'autre en repos ; tous devront assister aux repas.

Art. 9.

Le reste du service sera régi comme dans les hôpitaux militaires, et soumis à leurs réglemens.

Art. 10.

Dans le cas où la maladie se propagerait dans plusieurs villes et villages, le conseil sanitaire siégerait dans le lieu cantonnal ; chaque commune, bourg et village, aurait son camp particulier, si les maisons étaient trop rapprochées ; mais, si elles sont isolées, les malades seront traités à domicile ; alors il n'y aurait qu'un conseil d'administration par commune et village, lequel conseil serait subordonné au conseil sanitaire cantonnal pour tout ce qui a rapport aux titres et articles du présent réglement.

Art. 11.

Si la maladie envahissait plus de deux cantons, le conseil sanitaire serait transporté au point central des cantons envahis ; il ferait étendre le cordon sanitaire, et multiplierait les conseils d'administration, autant que besoin serait.

Art. 12.

Si la maladie envahit les deux tiers d'un arrondissement, le conseil sera augmenté d'un médecin, d'un chirurgien et d'un pharmacien, et il se conformera à l'art. 11 du présent titre.

ART. 13.

Si l'arrondissement est occupé par la maladie, le conseil sanitaire sera transporté au point le plus central et le plus élevé, et se conformera aux dispositions de l'art. 11 du présent titre.

ART. 14.

Si dans un département il y a plusieurs arrondissemens, il y aura autant de conseils sanitaires que d'arrondissemens, et chaque conseil sera indépendant l'un de l'autre ; chacun fera exécuter le réglement comme il le jugera convenable à l'état des choses ; ils seront séparés par un cordon de troupes, et ne communiqueront que par signaux.

ART. 15.

Si tout un département était envahi, il serait formé un conseil directeur-sanitaire, qui siégerait au point le plus central et le plus élevé du camp du chef-lieu du département. Le conseil aurait un double de membres des conseils sanitaires d'arrondissemens ; il régirait les camps du chef-lieu, pourvoirait aux besoins des autres, sans communiquer avec eux ; il transmettrait ses avis ; il recevrait par signaux les demandes de chaque conseil sanitaire, ainsi que les moyens d'amélioration, sans que les précédens puissent y être contraints.

ART. 16.

Le même ordre aura lieu pour les départemens voisins.

ART. 17.

La partie du cordon sanitaire qui se sera trouvée entre deux contrées atteintes par la maladie, restera en quarantaine, continuera son service dans le poste où il était placé, pour éviter toute communication entre les villes et cantons qui sont en quarantaine ; les malades qui en proviendraient, seraient transférés au camp le plus voisin.

TITRE III. — *Des fonctions des Conseils sanitaires et de leurs attributions.*

ARTICLE PREMIER.

Le conseil réuni et assemblé prendra des arrêtés sur tout ce qu'il croira utile à la salubrité, quand bien même l'exécution en serait contraire à l'intérêt public ou particulier.

ART. 2.

Il jugera des délits et infractions à ces mêmes lois et réglemens.

ART. 3.

Il prononcera à la majorité les peines qui y

sont portées ; il fera exécuter de suite ses juge-
mens, et sans appel.

Art. 4.

Il ordonnera qu'il soit adressé à chacun de ses
membres des observations , par tous les employés des camps et par les malades, sur l'état
sanitaire, pour l'ordre et le bien de la chose.

Art. 5.

Chaque membre du conseil sanitaire recevra ,
par ordre hiérarchique, toutes les réclamations,
projets d'amélioration , plaintes, rapports, enfin
tout ce qui peut intéresser l'ordre et la santé.

Art. 6.

Ces placets passeront des mains du malade
à l'infirmier qui donnera ses dires au bas ; puis
de l'infirmier au chirurgien qui fera de même ;
enfin, jusqu'au membre du conseil sanitaire qui
sera compétent pour les recevoir,

Art. 7.

Seront compétens les membres du conseil sanitaire dont la science aura rapport à la nature
de l'écrit et à son contenu : les chefs des administrations des camps en feront le décernement
et l'adresse.

Art. 8.

Le membre du conseil sanitaire auquel sera

adressé le placet, en tiendra registre, ainsi que les chefs d'administration des camps; il en fera le rapport séance tenante, et convoquera extraordinairement, si le cas y échoit, pour en délibérer de suite et prendre un arrêté dont l'exécution aura lieu dans le plus bref délai.

Art. 9.

Le conseil sanitaire délibérera sur les tolérances à avoir envers les quarantenaires, pour les liaisons de famille seulement.

Art. 10.

Le conseil sanitaire pourra, par un arrêté, donner des pouvoirs à qui il croira convenable de remplir telles ou telles fonctions.

Art. 11.

Chaque membre du conseil sanitaire, dans un cas d'urgence, pourra provisoirement donner des ordres aux subalternes de sa partie, en attendant l'arrêté qui les confirme.

Art. 12.

Tout employé sanitaire pourra prendre des mesures d'urgence envers qui de droit, pour le bien général, en avisant de suite ses supérieurs, qui par ordre aviseront le conseil sanitaire.

Art. 13.

Le conseil sanitaire, aussitôt sa formation,

fera mettre à exécution les titres et articles du
présent réglement.

Art. 14.

Dès sa formation, le conseil sanitaire ordonnera aux commandans militaires et aux autorités
civiles des villes circonvoisines d'avoir à fournir
dans le plus bref délai tous les objets dont il
aura besoin pour la formation du camp, et les
provisions, ainsi que la formation d'un cordon
de troupes dans l'étendue qu'il désignera.

Art. 15.

Il fera placer, en dedans du cordon et de distance en distance, des mâts de pavillon où de
jour il sera attaché un pavillon noir, et de nuit
un feu. Le pavillon sera rouge quand la maladie
fera des progrès, et de nuit il y aura deux feux:
un pavillon vert et trois feux de nuit annonce-
ront la diminution de la maladie; il y aura aussi
des pavillons de signaux, et une tactique à l'usage
de la quarantaine.

Art. 16.

En opérant l'évacuation, le conseil sanitaire
ordonnera la clôture des lieux infectés, et prendra telles mesures qu'il jugera convenables pour
en découvrir la cause.

TITRE IV. — *De la formation du Conseil sanitaire.*

ARTICLE PREMIER.

Dès qu'une maison, un village, une commune, une ville de canton, sera atteinte de maladies contagieuses, l'autorité locale désignera, dans les 24 heures, les personnes qu'elle croira capables de composer un conseil sanitaire provisoire.

ART. 2.

Dès que ce conseil sera nommé, l'administration civile en donnera avis aux autorités compétentes, qui statueront, dans le plus bref délai, sur la nomination du conseil définitif; ce dernier, en prenant possession, utilisera dans le camp les membres du conseil provisoire.

ART. 3.

Le conseil provisoire, en entrant en fonctions, jouira des mêmes attributions et pouvoirs que le conseil définitif; l'un et l'autre nommeront leurs présidens, et le président seul n'aura pas voix délibérative.

ART. 4.

Dès que l'un des conseils sanitaires sera formé, toutes autorités civiles et militaires cessent leurs fonctions, et demeurent subordonnés aux arrêtés du conseil sanitaire ; en cas de guerre, l'autorité militaire exercera ses droits sur tout ce qui est disponible et capable d'agir.

Art. 5.

Les fonctions des conseils sanitaires cessent de droit dès l'instant que la maladie a cessé ses ravages et que tout est rentré dans la ville. Les employés, chargés du détail de la comptabilité, doivent rendre compte au conseil sanitaire, qui par suite en rend compte lui-même au gouvernement.

Art. 6.

Les frais sanitaires sont à la charge du gouvernement ; il en fait tous les déboursés et indemnise les particuliers desquels on a requis les objets à l'usage des camps ; fixe le salaire des employés ; suspend les impôts à dater du jour de la formation du conseil sanitaire, jusqu'à pareille époque de l'année suivante.

TITRE V. — *Des attributions particulières des Membres du Conseil sanitaire.*

ARTICLE PREMIER.

Les membres du conseil sanitaire auront tous voix délibérative sur les propositions faites par l'un d'eux.

Art. 2.

Chaque membre aura droit de proposer en conseil ce qu'il croira dans sa partie utile pour le bien de la chose, soit que ces propositions viennent de lui, soit qu'elles lui soient suggérées par un autre agent ou non de sa partie ; dans ce dernier cas, il désignera l'auteur, et l'arrêté en fera mention.

Art. 3.

Tout membre du conseil de qui la proposition serait rejetée, et qui croirait par sa capacité et son génie atteindre le but proposé, pourra prendre sur sa responsabilité pécuniaire s'il s'agit de dommages et intérêts, et de peines corporelles s'il s'agit de salubrité ; dans le cas de succès, il obtiendra une récompense proportionnée à son entreprise.

Art. 4.

Si la proposition entreprise par le membre du conseil général lui est suggérée par un subalterne, ce dernier recevra le quart de la récompense, sans être sujet à la responsabilité.

Art. 5.

Les membres du conseil sanitaire ne seront justiciables que des autorités civiles, après l'expiration complète de la quarantaine et les comptes rendus.

Art. 6.

Les membres du conseil seront revêtus d'une écharpe noire en soie, avec un flot de la même étoffe et frangé en argent ; ils auront un habit noir complet et un chapeau rond avec un crêpe frangé en argent, qu'ils conserveront pendant la durée de la quarantaine.

Art. 7.

Les subalternes seront tenus d'avoir une marque de distinction qui sera ordonnée par le conseil sanitaire.

TITRE VI. — *De l'évacuation des maisons ou des villes.*

Article premier.

Tous liens de famille, toutes considérations personnelles de rangs et de dignités doivent être sans influence.

Art. 2.

Toute personne de tout rang et de tout sexe, excepté qu'elle ne soit infirme ou septuagénaire, qui se trouverait dans la maison ou la ville cernée, sera tenue elle-même au transport des malades, ainsi qu'il suit :

1.º Les moins ingambes, de quelque sexe

qu'ils soient, seront tenus de débarrasser une chambre, d'y faire répandre les vapeurs qui leur seront ordonnées par l'agent du conseil sanitaire ; 2.º d'y transporter les malades dépouillés de tout linge et vêtement ; de leur faire subir et de subir elles - mêmes les moyens médicaux ordonnés par le conseil sanitaire ; 3.º de déposer les malades dans des lits propres et blancs de lessive ; de changer elles-mêmes tout leur linge et vêtemens contre d'autres qui seront fournis à cet effet ; 4.º faire dévêtir les douteux, leur faire administrer les préservatifs ordonnés par le conseil sanitaire, et les changer ainsi que les premiers. Tout ce qui sera dans la maison, sera subordonné à cet article.

ART. 3.

L'agent du conseil fera défiler le convoi dans l'ordre suivant : 1.º les malades en avant ; 2.º les douteux en arrière, et *vice versâ,* selon le vent.

ART. 4.

1.º Le cordon de troupes qui cerne la maison ou la ville, sera augmenté selon le besoin, afin d'interrompre toute communication ; 2.º dans le trajet des rues étroites, on fera fermer toutes portes et fenêtres ; et les pelotons se tiendront

5

distans de 40 mètres, ou au moins de 30 mètres
sur toute face.

Art. 5.

Tout quarantenaire qui s'écartera de ligne sera
jugé conformément aux dispositions des articles
5, 6, 9, 12, 13, 14, 15, 16 du titre VII.

Art. 6.

Le son des cloches annoncera le départ du
convoi : il sera précédé des caisses et trompettes.
Cette marche sera aussi précédée et fermée par
un drapeau noir.

Art. 7.

Le convoi arrivé, sera placé au camp dans
l'ordre tracé aux articles 7 et 8 du titre 1er.

Art. 8.

Tous hommes, voitures, chevaux, équipages
qui auront servi au convoi, resteront au camp,
et ne pourront être utiles que pour un semblable
usage.

Art. 9.

Le convoi ne pourra être mis en mouvement
sans les mesures énoncées dans les articles 2, 3
et 4 du présent titre.

Art. 10.

L'agent du conseil prendra parmi les douteux le nombre d'hommes dont il croira avoir besoin pour les recherches à effectuer dans la maison, la ville ou le camp, lorsque cette mesure lui semblera convenable.

Art. 11.

Lorsque le convoi sera en marche, le cordon de troupes pourra se placer en majorité du côté du vent. Un petit nombre, ou plutôt les douteux se tiendront sous le vent, pour prévenir toute communication. Les dispositions de cet article sont soumises au jugement de l'agent du conseil sanitaire.

Art. 12.

L'agent du conseil fera clôre les portes de la maison ou la ville. Si cette dernière est ouverte, il fera placer des gardiens avec consigne de ne laisser sortir ni entrer personne, à moins qu'elle ne soit munie d'ordres du conseil sanitaire, et revêtue des marques de son caractère. Ceux qui chercheraient à éviter les gardiens ou qui fuiraient, seraient poursuivis et occis par-tout où ils seraient atteints ; et s'ils avaient communiqué avec quelques-uns, ces derniers seraient conduits au camp.

Art. 13.

Tous animaux, tels que chiens, chats, écu-
reuils, etc., seront occis. Les chevaux, bœufs,
moutons, chèvres, porcs, volailles, oiseaux,
seront conduits au camp des administrations,
et répartis également, pour être distribués par
rations.

Art. 14.

Les grains, farines, légumes, vins, eaux-de-
vie, vinaigres, huiles, beurres, graisses, y seront conduits pour le même usage, et répartis
de même : le surplus nécessaire sera tiré du dé-
hors.

Art. 15.

Toutes ces subsistances seront examinées par
le conseil sanitaire qui décidera s'il y a lieu à en
user.

TITRE VII. — *De la police sanitaire des villes et des camps.*

Article premier.

Le conseil sanitaire commettra un ou plusieurs
chefs de direction qui seront choisis dans les
camps ou la ville, auxquels il donnera les pouvoirs convenables aux missions qu'ils doivent
remplir.

Art. 2.

Ce chef de direction agira d'après les ordres du conseil sanitaire , qu'il fera exécuter dans toutes leurs formes et teneurs.

Art. 3.

Ce chef n'est point responsable des faits qui lui sont ordonnés , mais bien de l'exécution incomplète ou de l'extension des ordres ; comme aussi des concussions et des dilapidations qui seraient commises par sa négligence.

Art. 4.

Lorsqu'il sera chargé par le conseil du transport des vivres , boissons , vêtemens , effets des particuliers envoyés au camp , il sera tenu de se faire assister de deux ou quatre personnes notables du camp des douteux , qui seront désignées par le conseil général , afin d'estimer le prix , le poids , la nature , et de rechercher les noms des propriétaires de ces denrées. Il gardera un double de cet état ; en laissera un dans la maison, en lieu d'évidence énoncé dans les trois états ; et en donnera un troisième au conseil. Ces trois états seront signés des assistans. Ces formalités remplies , le conseil sanitaire fera tenir compte à l'agent , des frais que la mesure aurait nécessités.

Art. 5.

Nulle personne, de quel rang et condition, quel titre ou grade qu'elle puisse avoir, ne pourra communiquer d'un camp à l'autre, sans les précautions de la quarantaine, sous peine d'être mise dans le camp des malades.

Art. 6.

Toute personne qui tombera malade, sans excepter les membres du conseil sanitaire, sera transportée au camp des malades par les infirmiers de ce camp, sous des tentes disposées pour les recevoir. Elle sera placée dans l'ordre prescrit au titre 1.er art. 8.

Art. 7.

Toute personne qui chercherait à sortir d'un camp pour aller dans l'autre, même les employés, quel que soit leur grade, sera punie, 1.° conformément à l'article 5 du présent titre, et mise aux fers pendant toute la quarantaine, et dans les salles de police; et si elle tombe malade, elle sera mise dans les rangs.

Art. 8.

Toute personne qui chercherait à sortir du cordon sanitaire, sera punie de mort, excepté qu'elle ne soit dans un état de délire constaté; et encore si malgré les précautions, elle sortait du cordon sanitaire, elle serait poursuivie et fusillée partout où elle serait atteinte; et les personnes qui auraient communiqué avec elle, seraient mises en quarantaine.

ART. 9.

Toute personne qui commettra des actions criminelles, sera jugée par le conseil, d'après les lois civiles et militaires du pays, et punie de même.

ART. 10.

Il y aura dans le camp des convalescens et douteux, un nombre suffisant de citoyens armés extraits du camp des douteux, qui feront un service militaire pour le maintien de l'ordre et des réglemens sanitaires dans l'intérieur du camp.

ART. 11.

Ces citoyens seront tenus d'arrêter toute personne qui enfreindrait les réglemens; de la conduire aux salles de police destinées pour la recevoir, sans néanmoins la toucher. Ils en feront leur rapport, afin qu'elle soit jugée dans les 24 heures.

ART. 12.

Toute personne qui pour le besoin du service,

se trouverait contrainte de communiquer d'un camp à l'autre, sera placée à la partie la plus élevée du camp des malades, et soignée comme dans le camp qu'elle occupait auparavant.

Art. 13.

La police du camp des malades sera faite par tous les employés au service, qui préviendront de suite les autres camps au son de la cloche ou du tambour, afin qu'ils aient à se tenir sur leurs gardes pour les secourir en cas de besoin.

Art. 14.

Toutes personnes qui résisteraient aux ordres qui leur seraient donnés par les citoyens de service, par les troupes du cordon, par les employés ou employées, ou par tout autre ayant droit à l'intérêt sanitaire, à ce qu'elles rentrent dans dans l'ordre seront, après trois sommations verbales, mises à mort.

Art. 15.

Les personnes ou citoyens chargés de la surveillance, seront sur-le-champ tenus d'en faire à ce sujet, le rapport motivé au conseil sanitaire, qui jugera de la nature du fait; et s'il n'y a rien de controuvé ni d'excès de pouvoir, il récompensera leur zèle et leur dévouement à l'ordre des choses.

Art. 16.

Dans le cas où il serait prouvé qu'il y a animosité ou vindicte de leur part, ils seront sur-le-champ punis de la même peine.

Art. 17.

Tout fonctionnaire des camps qui s'écarterait de son devoir, sera puni par le conseil sanitaire d'après les lois militaires du pays.

Art. 18.

Tout quarantenaire, sans égard pour les rangs, titres, fortunes, qualités, grades, honneurs dont il pourrait jouir dans l'état civil, les membres du conseil sanitaire même, ne pourront déroger en l'état de quarantaine, à l'ordre des titres Ier VI et VII du présent réglement.

Art. 19.

Ils pourront seulement se procurer à leurs frais et des pays éloignés, les objets d'amélioration extraordinaire à l'ordre général, et du gré du conseil sanitaire ou de l'administration des camps, s'il juge qu'il n'y a rien de contraire aux mesures sanitaires.

Art. 20.

Le conseil autorisera et excitera les récréations dans les camps des convalescens et des douteux, soit musique, bal, jeux d'exercice, promenades, spectacles ; enfin , tous les divertissemens modestes et sobres qu'il sera possible de se procurer parmi les quarantenaires.

Art. 21.

Il ne sera introduit dans le camp des malades que ce qui sera ordonné par l'officier de santé de service.

Art. 22.

Tout ce qui aura servi à l'usage d'un malade, sera livré aux flammes après son décès. Ces restes seront sortis de la tente avec les précautions indiquées au texte de ce réglement ; et les objets utiles qui n'inspireront aucunes craintes de contagion , subiront l'épuration aussi indiquée.

Art. 23.

Il sera procédé à l'autopsie cadavéreuse de tous les décédés , dans un lieu destiné à cette opéraration , situé à la partie la plus inférieure de l'enceinte, en plein air et toujours sous le vent du camp des malades. Le rapport sera annexé à leur tableau de maladie.

Art. 24.

Il sera fait choix d'un emplacement pour le gît des cadavres , au-dessous du camp des malades , et dans un lieu sec où il n'y aura point de sources qui pourraient suinter hors de terre. Il y sera pratiqué une fosse en cône d'environ trente pieds de profondeur. Les cadavres seront rangés par couches, et recouverts de suite de trois à quatre pieds de terre sur chacun ; et dès que cette fosse sera à moitié, ou que la maladie aura cessé, on la comblera.

Art. 25.

Les vaisseaux venant de l'étranger seront soumis aux dispositions du présent réglement. Les lazarets seront disposés comme les camps : les lois actuelles pour les ports de mer seront exécutées par le conseil général sanitaire en leur forme et teneur.

Art. 26.

Il y aura en chaque port de mer un conseil sanitaire permanent, auquel sera soumis la direction des lazarets seulement.

Art. 27.

Les autorités des villes maritimes ne seront soumises à ces conseils, que lorsque la ville sera dans le cas de l'art. 3 du titre 1.er

Art. 28.

Tous services des cultes seront suspendus; leurs ministres seront confondus avec les quarantenaires : ils ne porteront les secours de la religion que dans leurs camps respectifs, et individuellement.

TITRE VIII. — *Du service de santé extra-ordinaire à celui des Hôpitaux civils et militaires.*

Article premier.

Le conseil sanitaire fera choix des médecins et chirurgiens qu'il doit employer pour le service sanitaire. Il aura soin de placer en chef les plus instruits dans les maladies de chaque sexe, et particulièrement aux différens âges de la vie, conformément à la division des camps.

Art. 2.

Il en fixera le nombre, ainsi qu'il est dit titre II, art. 6, pour le camp des malades seulement. La même distribution sera faite pour 5oo convalescens et pour 1000 douteux.

Art. 3.

Toutes maladies qui seront reconnues n'avoir point un caractère contagieux, seront traitées dans les camps respectifs, sans donner lieu à aucun dérangement.

Art. 4.

En cas de mort, il sera procédé à l'autopsie, comme au titre VII, art. 23.

Art. 5.

Chaque malade sera muni d'un tableau portant

pour titre, tableau de malade ; le nom du camp,
la section des époux, des hommes ou des femmes;
la date de l'entrée au camp des malades; celle de
la sortie ; provenant de la ville, du camp des
douteux ou des convalescens; dire si c'est par
rechute. Puis, les noms, prénoms, sexe, âge,
lieu de naissance, profession, qualité, constitution physique; début de la maladie, son invasion, ses symptômes.

Observation.

Au-dessous de cette tête de tableau, il sera pratiqué un nombre suffisant de colonnes, ayant en
tête pour titre, le jour de visite, le régime, ce
dernier divisé en 4 à 5 colonnes : la première,
pour le pain, 2.me le vin, 3.me la soupe, 4.me la
viande, 5.me les mets extraordinaires; ensuite,
la colonne des remèdes, celle des symptômes,
des pronostics et l'état quotidien; enfin, une
colonne d'observations.

Art. 6.

L'officier de santé en second fera chaque jour
le relevé des ordonnances, du régime et du pronostic que les médecins et chirurgiens en chef
établiront pour chaque malade; ils stipuleront
les motifs qui auraient fait changer le pronostic,
dans le cas où il dérogerait à celui de la veille.

ART. 7.

Tous les officiers de santé subalternes seront tenus après la visite , de tenir chacun par devers soi, un cahier sur lequel sera figuré le tableau de chaque malade ; ils feront leurs ordonnances et porteront leurs pronostics selon leur opinion. Ces feuilles ou cahiers seront envoyés tous les huit jours au secrétariat du conseil sanitaire , ainsi que les tableaux des malades, pour en faire la confrontation avec ceux des fonctionnaires supérieurs. C'est parmi les subalternes dont le travail présentera le plus de connaissances et de validité , que seront choisis de préférence les remplaçans des chefs supérieurs et autres, dans le cas où le besoin du service en appellerait à ces fonctions.

ART. 8.

Les médecins, chirurgiens et pharmaciens de tout grade seront tenus de prendre tous les renseignemens auprès des malades , sur leur situation , le tempérament , l'état de grossesse des nourrices, d'infirmités antérieures ; il en fera mention à la colonne d'observations.

ART. 9.

Le reste du service se fera comme dans les hôpitaux militaires.

BASE DU TRAITEMENT
DES MALADIES
ÉPIDÉMIQUES-CONTAGIEUSES.

*Dispositions générales et Traitement prélimi-
naire.*

Il a été suffisamment démontré que les maladies épidémiques-contagieuses sont inflammatoires ; qu'elles ont pour nature de cause un
point de fermentation excité ou produit par la
présence d'un acide, qui 1.º peut être émané
des lieux où se développe la maladie ; 2.º il peut
être apporté par l'air atmosphérique ; 3.º dans
ou sur des marchandises ; 4.º sur les vêtemens
des personnes, ou se développer dans leur organisation ; 5.º il peut être apporté sur le poil de
quelques animaux, ou être le produit de leurs
exhalaisons. Il est aussi démontré que les natures
de causes des cachexies sont produites par la
présence des alcalis, et apportées de la même
manière que les acides ; mais que les maladies
produites par les alcalis ne sont point contagieuses, quoiqu'elles puissent être épidémiques.
Il est de même démontré que ces deux agens

constitutifs de notre organisation sont antagonistes; que l'excès de l'un ou de l'autre altère
ou détruit entièrement ce chef-d'œuvre de la
nature, et que quand ils n'existent dans cette
organisation qu'en proportion graduée, ils constituent la santé.

C'est des acides que je dois m'occuper. J'ai
donné les moyens d'écarter les accidens qui en
sont le résultat, par les mesures sanitaires : il
s'agit maintenant d'annihiler leurs effets sur les
parties qui composent l'organisation animale, de
donner les moyens propres pour neutraliser ces
mêmes effets, sans porter atteinte aux parties
constituantes de cette organisation. Cette tâche
offre de grands obstacles; mais celle de reconnaître, par la nature des inflammations qui affec-
tent l'espèce humaine; 1.º celles qui appartiennent aux différentes espèces d'acides; 2.º les cachexies qui appartiennent aux différentes espèces d'alcalis; 3.º les inflammations qui naissent des alcalis; 4.º les cachexies et les inflammations qui existent en même temps sur le même
sujet, et démontrer les phénomènes qui font
naître les symptômes de ces inflammations et
cachexies, exposer leur terminaison et donner
les moyens de les combattre, ne peuvent être
le sujet d'un simple mémoire.

Ainsi, Messieurs, je ne m'arrêterai qu'aux considérations suivantes, qui sont 1.º de fixer avec

attention le degré périodique qu'a parcouru la maladie ; 2.º si à la première inspection elle est à son début, ou si elle est à la première ou seconde période, il faut porter son pronostic et fixer son plan de traitement selon l'espèce et les degrés de ces périodes : alors vous mettez en usage les moyens préliminaires qui consistent, 1.º à placer vos malades sous une température au-dessous de celle qu'ils habitent. *Les prêtres égyptiens et leurs initiés n'étaient point sujets à la peste, parce que, dans les temps de calamité, ils s'enfouissaient dans leurs souterrains, sous prétexte de rendre des oracles, et les attentifs étaient seuls victimes* ; 2.º les isoler autant que faire se pourra, diriger avec ordre et précision les soins domestiques ; 3.º quant aux soins médicaux, il faut, au début des maladies, tenir la partie affectée dans un lavage continuel ; désorganiser par ces lavages le foyer de fermentation ; si ce foyer existe dans l'estomac, secondez vos boissons par un léger vomitif ; s'il existe dans les membranes muqueuses, il faut employer les bains de vapeur pour les fosses nasales et les organes pulmonaires ; si c'est le tube intestinal, par les lavemens, les bains et les boissons délayantes ; 4.º si le malade vous est présenté à tel ou tel degré de la première ou seconde période, il faut calculer avec les degrés de température les progrès qu'a pu faire la fer-

6

mentation; vous y joindrez encore la chaleur allouée à chaque tempérament; vous en faites le total, et vous dites : si, avec 15 degrés de chaleur, la fermentation est arrivée à l'état d'acide en 24 heures, la maladie est au troisième degré de la première période; si, avec ce degré de chaleur, elle y arrive en 6 heures, l'acide est plus concentré; si elle n'arrive qu'en 48 heures, il est plus étendu; si l'acide est étendu et que la température baisse, que vous y ajoutiez encore une abondance d'eau, la fermentation est annihilée; et si, quoique l'acide soit étendu, la température s'élève, la fermentation ira toujours croissant; l'acide prend un caractère stimulant ou caustique, désorganise les membranes, les muscles et toutes les parties environnantes, ou passe dans le torrent de la circulation, et bientôt les solides et les liquides sont tout ou partie dans un état de putridité. C'est donc aux premier, deuxième et troisième degrés de la première période qu'il faut arrêter la fermentation, pour arrêter le cours de la maladie; et le seul moyen est de joindre aux moyens médicaux connus un alcali qui neutralise l'acide.

En opérant cette neutralisation aux premier, deuxième, troisième degrés, enfin à la première période, il ne faut rien négliger pour qu'elle soit complète; car c'est de sa neutralisation imparfaite que résulte ce qu'on appelle rechute,

métastase , dépôt critique , etc., etc. Il faudrait
donc expliquer l'ordre et les préceptes que j'ai
établis dans ma doctrine médico-chirurgicale ,
pour me rendre intelligible ; il faudrait indiquer
les espèces d'inflammations et de cachexies ,
donner tous les détails convictifs des effets qui
résultent de la neutralisation incomplète de la
fermentation sur l'espèce animale ; ce qui ne
peut faire le sujet d'un mémoire.

Il est donc de la plus grande importance ,
d'après les bases sur lesquelles j'ai établi les natures de cause des maladies en général , et particulièrement celles épidémiques et contagieuses,
de faire un choix des moyens médicaux, afin de
pouvoir les incorporer avec les acides ou les alcalis qui ont produit les inflammations ou les
cachexies qui se sont développées dans ces espèces de maladies ; parce que de l'emploi des
médicamens il résulte une infinité de faits extraordinaires qui dépendent de leurs parties
constituantes , et que jusqu'ici on a attribués
aux suites ou aux effets de la maladie.

C'est de l'art de préparer et d'administrer ces
deux agens (acide et alcali) que , depuis plus
de 3o ans , j'ai obtenu dans l'art de guérir des
succès que j'ai signalés plusieurs fois et que j'ai
obtenus sur un nombre multiplié de maladies
reconnues comme incurables. C'est au fur et à
mesure que j'acquérais des connaissances sur

l'emploi alterne de ces deux agens, que je classais ma méthode; et pour masquer mes moyens, je désignais le premier sous le nom de phlogistique, et le second sous celui d'antiphlogistique, parce qu'à l'aide des alcalis je fais cesser les inflammations les plus rebelles, et qu'à l'aide des acides je fais cesser les cachexies. Voilà les causes qui m'ont valu des critiques ; c'est ce dont peu m'importe : leurs auteurs, qui en vérité ne peuvent s'empêcher de me rendre justice, auront à travailler avant d'atteindre le but où je suis arrivé. Je n'aurai plus de secrets pour personne, puisque je publie mes moyens. Il ne me reste qu'un désir, c'est celui de les voir employés avec la même précision et le même succès que je les ai mis en usage, et ma satisfaction sera à son comble, si j'ai pu faire quelque chose en faveur de l'humanité.

Je me bornerai donc ici à donner quelques détails sur les moyens de combattre les principales maladies considérées jusqu'à ce jour comme épidémiques-contagieuses.

Traitement de la Peste.

Pour rendre explicatif le mode de traitement propre à combattre la peste, il serait à propos de suivre la marche suivante :

Avoir quatre malades de différens âges, chez

lesquels la maladie débuterait en même temps ;
les placer dans des lieux souterrains assez vastes,
ou divisés, pour que les exhalaisons de l'un ne
puissent atteindre celles de l'autre. Il faut sup-
poser que l'un de ces quatre malades soit âgé
de 8 à 15 ans ; un autre, de 16 à 25 ; un troisième, de 26 à 45, et le quatrième de 56 à 60
ou 65, et tous quatre d'une bonne constitution,
et sans affections morbides qui puissent compli-
quer la maladie. Vos malades ainsi placés, il ré-
sultera que le premier restera enrhumé du cerveau pendant quelques jours ; faites-lui respirer
quelques vapeurs tièdes et émollientes ; il mou-
chera et sera guéri ; le second aura la gorge en-
flammée, les fosses nasales sèches ; cet état du-
rera cinq jours ; employez les gargarismes émolliens, les sirops muqueux et gommeux, les fumigations émollientes ; en neuf jours il sera
guéri ; le troisième, vigoureux et fort, concen-
tre plus de chaleur ; il y aura plus d'action et
de plénitude dans les vaisseaux sanguins ; il peut
y avoir délire, inflammation des fosses nasales,
de la gorge, des organes pulmonaires ; dans cet
état la maladie arrive à sa deuxième période :
alors, pour en arrêter le cours, il faut ajouter
au moyen indiqué pour les âges antécédens, les
béchiques, les sudorifiques, les toniques, les
frictions alcalines à l'extérieur, quelques gouttes
d'ammoniac intérieurement, étendues dans du

sirop de guimauve ou de gomme, quelquefois
mêlées avec parties égales de laudanum : on peut
aussi administrer le camphre et le nitre dissous
dans l'éther et incorporé avec de la thériaque,
d'abondantes boissons légèrement toniques. C'est
à cette période que la maladie prend la deuxième ou troisième terminaison. Si on est assez
heureux pour arrêter l'effervescence fermenta-
tive et que les alcalis naturels ou constitutifs se-
condent les moyens employés, mais que dans
cette effervescence il y ait quelques parties de
l'organisation qui aient été décomposées, dissoutes ou calcinées, les parties voisines qui sont
rentrées dans l'ordre, cherchent à s'en débarrasser; et, pour l'exécution de leurs desseins,
il s'établit une organisation *ad hoc* que j'ai ap-
pelée dans ma méthode organisation suppurative. Cette espèce de laboratoire instantané produit des substances liquides et dissolvantes de
ces parties décomposées ou calcinées; l'une et
l'autre forment une masse de liquides concentrés dans un espace déterminé de l'organisation
animale; ce liquide est ce que nous appelons
pus, et l'espace est ce que nous appelons dépôt
ou foyer purulent. Ce foyer est, par la même
opération, expulsé ou absorbé, selon les organes qui ont été envahis par la fermentation.
Dans la peste on s'estime heureux, dit-on, de
pouvoir donner issue à ce liquide avant sa ma-

turité parfaite ; ce qu'on appelle maturité est l'instant où ce liquide concentré est décomposé par une fermentation qui lui est particulière, et qui lui donne une qualité corrosive propre à détruire l'organisation purulente, ainsi que les parties qui s'opposent à son issue : dans le second cas où il est absorbé, l'organisation suppurative lui dispose des voies particulières pour le faire rentrer dans le torrent de la circulation. Il ne s'agit donc que de savoir si cette fermentation particulière du pus est excitée par la même substance qui a produit les premiers accidens, pour juger si l'ouverture du bubon peut produire l'effet qu'on lui suppose ; cependant les mêmes phénomènes se passent dans toutes les espèces d'inflammations ; celle excitée par la nature de cause de la peste a envahi toute l'économie animale. Il peut donc exister dans son ensemble différens foyers qui peuvent occasionner la mort après l'ouverture du dépôt le plus apparent : s'il est unique, il importe peu pour la cure qu'il soit ouvert ou qu'il perce de lui-même, excepté qu'il ne menace de détruire quelques organes essentiels à la vie.

Le quatrième malade, dont le tempérament est fait et plus rassis, l'inflammation aura moins d'invasion chez lui ; elle ne se portera que jusqu'à la deuxième période ; il arrivera souvent qu'elle cédera aux premiers moyens médicaux.

Chez les femmes, l'inflammation fera moins de progrès , excepté qu'elles ne jouissent d'une constitution extraordinaire : le traitement ne varie chez elles qu'en raison de leur état physique , et est subordonné à la prudence du médecin. Les personnes destinées au service de ces malades , quoique douteux , n'en seront point atteintes , parce que la cause est dénaturée. Si , au sortir d'avoir porté leurs soins , elles sont livrées à une température chaude , il est possible que quelque temps après elles y soient exposées , et elle deviendrait un germe de propagation. Dans le premier cas, la peste n'est point contagieuse; dans le second, elle peut produire le même effet qu'à son début. La peste n'est donc pas épidémique-contagieuse par elle-même, si les malades sont sous une température fraîche et humide; elle le devient par le degré de chaleur et par la multitude.

Traitement de la Fièvre jaune.

Placez des malades en nombre et d'une manière en tout conforme à ce qui a été indiqué pour les pestiférés. Le premier éprouvera la céphalalgie, des nausées; sa langue sera chargée d'un sédiment blanchâtre et humide : administrez des lavages dès le premier moment; privez le malade de tout aliment , bientôt vous vous apercevrez que la langue se conservera humide, que le pouls se maintiendra souple : alors secondez la nature par un léger vomitif, tel que l'ipécacuanha suivi d'une abondance d'eau qui déterminera les selles ; quatre à cinq heures après, faites prendre un aliment liquide que vous accompagnerez d'une petite portion de vin, et votre malade sera exempt, en le maintenant deux ou trois jours à ce genre de nourriture ; si au contraire la langue prend une teinte jaune et devient sèche et aride, que le pouls soit élevé, c'est une preuve certaine qu'il existe déjà de l'inflammation sur les membranes gastriques internes : gardez-vous de les irriter par les vomitifs ; tenez votre malade à l'usage des boissons muqueuses, légèrement ammoniacées et édulcorées ; administrez ces boissons à petites doses et fréquemment ; donnez pour alimens des bouillons légers, et par-dessus une eau vineuse, et bientôt vous arrêterez le cours de la maladie.

Pour le second malade, mettez les mêmes moyens en usage, et si les symptômes inflammatoires s'accroissent, augmentez la dose d'ammoniac ; ajoutez égale quantité d'opium ; au lieu d'eau édulcorée, donnez une décoction de quina, ou à défaut une infusion béchique, vous aurez le même succès.

Le troisième doit offrir quelques différences, en raison des forces de son tempérament, prin-

cipalement si dans le second âge le malade avait
contracté l'habitude du vin et des liqueurs ; il
ne faut pas lui en supprimer de suite l'usage ; il
faut éviter les vomitifs, autrement vous atténue-
riez les forces gastriques, sans arrêter les progrès du mal : la fermentation serait plus lente ;
elle résisterait aux délayans même ammoniacés.
Vous produiriez l'ictère, l'anasarque ou autres
affections semblables. Pour obtenir une cure
avantageuse, donnez, au début de la maladie,
des boissons légèrement vineuses ; excitez d'a-
bord par leur abondance quelques vomissemens ;
continuez les boissons quelques jours ; si la fermentation, malgré ces moyens, était exaspérée
et qu'elle tendît à la putridité, donnez la décoction de quina ammoniacé et opiacé ; pour boisson, un thé alcoholisé et édulcoré, dans lequel
vous ajouterez quelques zestes d'orange ; enfin,
si la maladie prend un caractère nerveux, donnez le bol suivant : nitre, 6 grains ; camphre,
6 grains ; dissolvez dans l'éther, et incorporez
avec deux gros de confection d'alkermès divisés
en douze bols à prendre un par heure, et sous
peu de jours il sera rendu à la vie.

Pour le quatrième malade agissez comme pour
le second, selon les forces du tempérament.

Or, d'après ce qui a été dit de cette maladie,
elle n'est point contagieuse.

Les femmes sont moins sujettes à son in-

fluence que les hommes, soit que cela tienne à
leur sexe, ou à la faiblesse de leurs organes; il
est constant que sur 100 femmes européennes
transportées dans la colonie, le dixième n'a
pas été atteint de la maladie, tandis que les
naturels du pays et ceux acclimatés étaient
frappés de mort, et leurs femmes résistaient.
S'il arrive que quelques-unes tombent malades,
il faut modifier le traitement, et prendre en considération l'état physique qui a rapport à leur
sexe.

Traitement du Colera-Morbus.

Dans le colera-morbus, il faut une température plus élevée que dans les maladies précé-
dentes; il faut aussi qu'elle soit sèche, parce
que la maladie a son siége sur des organes continuellement macérés et moins agités que l'estomac, et, comme je l'ai déjà dit, plus préservés
de l'air atmosphérique que les fosses nasales et
la gorge; que d'un autre côté la cavité abdominale est celle de toute notre structure qui contient le plus de substances alcalines, et produit
le plus de gaz ammoniac : on pourrait même
raisonnablement présumer que la nature de
cause du colera-morbus appartient à ces dernières substances, attendu que l'excès en tout
est nuisible, et cette présomption tire une nou-

velle force de la promptitude et de la rapidité
avec lesquelles la maladie parcourt ces diverses
périodes; cependant elle est inflammatoire, et
l'autopsie ne nous démontre pas qu'elle se ter-
mine comme les autres inflammations. J'ai ré-
tracé dans le commencement de cet ouvrage les
motifs de cette différence, et je crois inutile de
me livrer ici à une description nouvelle sur une
affection qui me paraît suffisamment éclaircie :
il en est de cette maladie comme des précé-
dentes; l'excès de chaleur, l'excès des alimens
acides, les acides qui se combinent dans le canal
de la digestion par la réunion des humeurs gastriques ou intestinales, par la concentration des
alcalis et leur trop d'action, peuvent former la
nature de cause qui, sous une autre température,
ne serait qu'une simple diarrhée. Souvent dans
nos climats, des médecins qualifient de colera-
morbus plusieurs espèces de coliques qui font
naître les symptômes de cette maladie, dont les
natures de cause leur sont inconnues et qu'il est
impossible de présumer; bien souvent ce sont
des causes physiques, telles que les hernies internes, les vers, etc., alors ces maladies ne sont
point contagieuses.

Dans le colera-morbus comme dans la fièvre
jaune et la peste, isolez vos malades dans un
lieu sec et moins frais que celui qui est indiqué;
choisissez également quatre malades de différens

âges ; le plus jeune éprouvera des coliques, nausées, même vomissemens et tenesmes ; cher-
chez la nature de cause par tous les moyens qui
seront en votre pouvoir, soit dans les alimens,
les boissons, l'état physique du malade, les déjections excrémentales ; faites-en l'analyse. Si la
nature de cause appartient à un acide, combat-
tez-la par des boissons légèrement alcoholisées
et toniques-alternes, avec les astringens ; si la
cause est alcaline, acidulez légèrement les boissons, telles que l'eau de riz, la décoction blanche, celle de simarouba et autres de même nature ; donnez des lavemens légèrement astringens. Si les accidens sont graves, donnez la potion suivante : faites avec demi-once quina huit
onces de décoction ; prenez ensuite nitre et camphre aussi huit grains, que vous faites dissoudre
dans suffisante quantité d'éther : lorsque ces substances sont bien dissoutes, ajoutez dans le mor-
tier diascordium deux gros ; triturez jusqu'à ce
que ce dernier ait absorbé votre dissolution ; ensuite ajoutez sirop diacode deux onces ; mêlez
et décantez par degré la décoction de quina.
Cette potion s'administre d'heure en heure, ou
de 3, 4, 5 en 6 heures, une cuillerée, selon la
gravité des accidens ; si les vomissemens cessent,
donnez soir et matin une prise de trois grains
d'ipécacuanha et dix grains de rhubarbe, et continuez la potion de six en six heures ; on peut

même y ajouter plus d'opium liquide, selon le besoin; si la cause est acide, on peut y joindre jusqu'à vingt gouttes d'alcali volatil : alors, en peu de temps, vous verrez votre malade renaître.

Dans le second âge, les vomissemens sont plus considérables et presque continuels; les selles deviennent sanguines, les coliques extrêmes ; le hoquet, la fièvre, le délire, se montrent tour à tour; mais, si le cinquième jour et quelquefois le troisième il y a stagnation, graduez les moyens indiqués pour le premier âge, et vous pourrez espérer de votre malade.

Dans le troisième âge, tout est rapproché; les accidens offrent des caractères plus dangereux que ceux précisément indiqués. Si, pour cet âge, il y avait, dans le début de la maladie, un peu de rémittence, il faudrait en profiter pour donner l'ipécacuanha, qui, comme vomitif, produit souvent de bons effets. J'ai vu le vin chaud sucré, bu avec abondance, emporter le mal sur-le-champ et faire cesser tous accidens, comme je l'ai vu aussi accélérer la perte du sujet. Souvent aussi les bains tièdes, les lavemens opiacés et ammoniacés, les frictions ammoniacées sur l'abdomen, obtiennent beaucoup de succès; mais il faut en modérer l'usage.

Dans le quatrième âge, les effets de la maladie diffèrent peu de ceux que j'ai signalés dans les âges précédens : les seules exceptions qu'ils présentent , proviennent de la grande vieillesse ou de la nature du tempérament. La maladie agit sur les femmes comme sur les hommes , selon leurs forces physiques ; quand elles sont enceintes ou nourrices , les accidens sont plus compliqués ; il en résulte même avortement.

Cette maladie est de toutes les épidémiques-contagieuses celle qui offre le plus de difficultés dans la guérison , malgré toutes précautions prises et à prendre dans l'état sanitaire ; elle est contagieuse , malgré l'isolement, mais moins que quand les malades sont réunis. Les préservatifs pour les personnes qui les servent , sont : les toniques alcoholiques, le vin, le punch, la grande propreté , les fumigations répétées avec les aromates, les vapeurs alcalines ou acides , selon la nature de cause , car elle est indéterminée.

J'observe que dans ces traitemens, j'établis seulement une base générale sur laquelle on peut fonder les moyens médicaux à administrer : or , d'après elle , le médecin traitant doit prendre en considération les variétés qui résultent du plus ou du moins, du fort ou du faible , du chaud ou du froid , d'un sexe ou d'un autre , comme aussi de la topographie des lieux , de l'état atmosphérique, et enfin d'une multitude de circonstances contre nature qui nécessitent l'attention des médecins et chirurgiens qui sont appelés à soigner les malades dans ces calamités.

Réponse à la quatrième Question.

Comme cette question est résolue par les réglemens sanitaires, j'ai désigné les classes de la
société qui doivent former ce conseil ; leur apti-
tude doit être jugée par l'opinion publique et
sanctionnée par le choix de l'administration locale ou du gouvernement.

Le nombre désigné doit réunir toutes les connaissances propres à la direction des quaran-
taines ou lazarets.

Quant à la confiance illimitée, elle doit se
porter toute entière sur les conseils sanitaires.
J'ai prévu les abus autant qu'il m'a été possible ;
les prévoir tous n'est pas dans la capacité humaine. Tant qu'il y aura des hommes, il y aura
des vices et des vertus, des faiblesses et de la
tyrannie, plus les chapitres des considérations
et des présomptions.

Ma tâche est finie. Je suis bien loin, Messieurs,
de l'avoir remplie d'une manière satisfaisante ;
mais j'ai dû faire céder la prétention de l'amour-
propre au désir de soumettre des observations
que j'ai jugées pouvoir être utiles à mon pays,
à l'humanité. Mon ouvrage est un champ où vous
rencontrerez certainement beaucoup d'ivraie ;
mais je m'estimerai heureux s'il vous offre en
dédommagement quelques épis à recueillir.

FIN.

OBSERVATION RELATIVE A MON TRAITÉ DE L'ERGOT.

Je ne sais si je dois attribuer à un jeu de la nature, ou si c'est une erreur dans laquelle je serais tombé dans la description du Seigle; mais comme je ne rapporte que ce j'ai vu et fait, il est possible que j'aie mal vu la première fois. D'ailleurs, les traités de Botanique n'entrent pas dans tous ces détails.

J'ai dit page 3 : l'épicène est bivalve et bi-flore. *Le 30 juin dernier, j'ai passé dans un champ de froment, où il s'est trouvé quelques épis de seigle en fleur; j'ai trouvé des glumes triflores et biflores. J'en ai ouvert plusieurs qui n'étaient point fleuries; et toutes contenaient trois pétales; je n'en représente que deux sur la gravure. J'ai remarqué que ce que j'ai nommé anthères, n'étaient que les pétales. Je dis, pa-ge 61 :* je vis ouvrir ces mêmes balles, et dé-ployer deux petites anthères soutenues par un petit filet blanc, qui les tenait suspendues en forme de fléau de balance. *J'ai vu que ces an-thères étaient véritablement les pétales; que, renfermé dans la balle, le filet blanc était la tige des pétales; et ce qui m'a induit en erreur, c'est que ces pétales reçoivent chacune trois replis du* filet qui se développent au moment où se lance le pollen ; les pétales sortent avec lui ; et ces dernières restent attachées par une extrémité au filet, et pendent sur l'épi, mais non en forme de balance, comme je l'ai dit. Si ce cas s'est rencontré dans ma première observation, c'est parce que le filet est resté adhérent à la partie moyenne de la pétale, y étant collé par la chaleur ou l'humidité. Quant aux deux petites pétales découpées en chicorée, et saupoudrées de poussière blanche, que j'ai remarquées et que j'ai encore vues attachées au pistil, je ne connais ni leur nom ni leur usage. Je n'ai pu rectifier cette erreur sur mon traité. L'impression était terminée, l'envoi était fait, et la floraison ne dure que huit jours pour faire cette vérification.

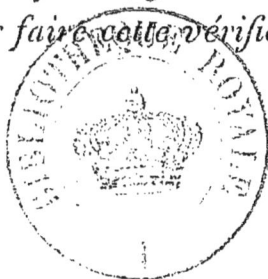

ERRATA.

Introduction, première page, dernière ligne : puisse, *lisez* pût.

Idem, page 11, ligne 7 : 1817, *lisez* 1827.

Page 68, art. 23, première ligne : l'autopsie cadavéreuse, *lisez* l'autopsie des cadavres.

Page 72, art. 8, ligne 4 : l'état de grossesse des nourrices, *lisez* l'état de grossesse, de nourrice.

www.ingramcontent.com/pod-product-compliance
Lightning Source LLC
Chambersburg PA
CBHW071513200326
41519CB00019B/5921